運動学習のREBUILDING

身体の動きと体性感覚に基づく運動学習

著者 生野 達也

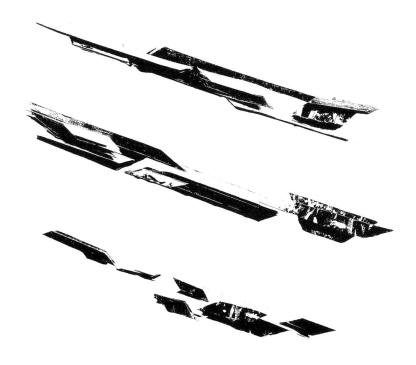

再構築

三輪書店

◆◆◆ 著者から一言 ◆◆◆

　もし，本書を読み進めながら運動学習を進めた中で，「うまくいかない」「実際にどのように進めたらよいかわからない」としても決して諦めないでください．本書に載っている運動学習方法での経験を積み重ねていくことで，徐々にでも運動学習が進みやすくなります．そのような方の力になるために，私たちはLINEで運動学習に関する情報を発信しています．きっと一歩前進できるキッカケになると信じています．

　「運動学習の再構築」のLINE登録は以下のQRコードを携帯カメラでスキャンしてください．

(LINE登録特典「実際に運動学習を進めている実技動画4本（70分）」付き)

イラスト：大森康平（一部除く）

あなたの大切な人のリハビリを，
あなたが担当できますか？

　この問いに対して，自信を持って「ＹＥＳ」と回答できなかった人は，この本を読み進めてください．

　もし，あなたの大切な家族や恋人に，リハビリが必要な状態になったとしたら，一日も早く，そして，少しでも高いレベルまで改善してほしいと願うのではないでしょうか？　そのためにも，担当するリハビリ専門家には様々な知識を学び，試行錯誤を繰り返す姿勢と熱意を持ってほしいと思うでしょう．

　それなのに，あなたの大切な人のリハビリを担当するリハビリ専門家が，新たな知識を学ばず，試行錯誤もなく，常に同じリハビリメニューばかり繰り返していたとしたら，どうでしょう．「いますぐ担当を変えてほしい」とは思いませんか…？

　では，ここで視点を切り替えてみましょう．

　リハビリ専門家であるあなたは，毎日，患者さんのよりよい運動学習のために，どれほど真剣に試行錯誤をしていますか？　立場を替えて想像してみると，リハビリ専門家という仕事の責任の重さにあらためて気がつくはずです．実は，運動学習における「うまくできない」「効果が持続しない」といった原因は，"100%リハビリ専門家の責任"といえます．

　患者さんに問題が起きている原因を考え，真剣に試行錯誤を繰り返すこと．はじめからうまくいかなくても，真剣な試行錯誤を重ねていけば，必ず運動学習の成果と，リハビリ専門家としての自信につながっていきます．

受け身のリハビリからの卒業

　臨床場面では，リハビリ専門家が指示していなくても，患者さんが臥位で待っている風景をよく見ます．しかし，これは「受け身のリハビリ」になっている証です．

　日々のリハビリ場面を思い出してください．おそらく，前半はストレッチなどの徒手的介入を行い，後半は動作練習を行うといった流れではないでしょうか？　決して，介入方法自体を否定しているわけではありませんが，これを繰り返すことで，患者さんは「リハビリ専門家に触ってもらわないとラクに動けない」という，依存的な「受け身のリハビリ」の考え方になってしまうのです．

入院中は，毎日，数時間のリハビリを受けることができますが，退院後はリハビリ回数が減ることが多く，患者さんが自分ひとりでリハビリをしなければなりません．そのときに「受け身のリハビリ」の考え方になっていると，ひとりでリハビリができず，患者さんが困ってしまうことになるでしょう．「受け身のリハビリ」になるのは，リハビリ専門家の責任です．

　本書では，「受け身のリハビリ」から卒業し，患者さん自身がひとりで運動学習を進められるようになるための，具体的な試行錯誤の方法を解説しています．うまくいかない場合の例も載せていますので，ぜひ参考にしてみてください．

　患者さんの笑顔を見るためにも，本書で新しい運動学習について学んでみませんか？

2022年5月吉日
生野　達也

運動学習の REBUILDING

◆◆◆ 目　次 ◆◆◆

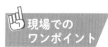 対象者の「普通」「わからない」への対処方法　36／見た目で感覚の仮説を立てない　39／下肢整形疾患に共通するポイント　74

第1章

はじめに

● 本章のエッセンス ●

- ・療法士からの一方通行の運動学習になっていませんか.
- ・対象者が運動を正しく理解できていますか.
- ・対象者の「自律」を意識した運動学習になっていますか.

---

1 運動学習における警笛

1. 現場で起きる問題点

　運動学習において現場で起きる問題点は大きく分けて2つあります. それは,「うまくできないこと」と「効果が持続しないこと」です. どういうことでしょうか.

(1) うまくできない

　例えば,「これをしてください」「ここに力を入れてください」「まっすぐにしてください」と言葉やボディタッチで指導しても, 対象者がうまくできないというケースが非常に多く起こります. 私たちは正しい運動を説明しているものの, 対象者は努力をしても求める運動のパフォーマンスができないのです.

(2) 効果が持続しない

　私たちが, 伝えたり触って動かしたりした直後はうまくいっていても, 次の日になると, またできなくなっているということが, 現場ではとてもよくみられます.

　このように, 運動学習がうまくいかないときには主に2つの原因があります. 決して対象者が悪いわけではありません. ところが, 私たちリハビリの専門家は, うまくいかない要因を, 対象者の理解の悪さ, 運動に対するやる気やセンスの低さ, 脳の病気による記憶力の低下といった「対象者側の責任」にしてしまうことが少なくありません.

　ただ, 対象者の責任にしていても, 症状を改善することはできません. まずはうまくいかない理由を見直すところから始めましょう.

2. 「一方通行の運動学習」になっていませんか？

　「運動学習がうまくいかないことを，対象者のせいにしてしまっているのでは？」というメッセージにドキッとした療法士さんは，リハビリを行う際，「一方通行の運動学習」になっていないか，振り返ってみてください．

　「一方通行の運動学習」とは，療法士が「伝えたつもり」になっているものの，実際には対象者に伝わっていない状態のことをいいます．正しい運動を指導しているのに，対象者がうまくできなかったり，効果が持続しなかったりする原因は，「対象者がその運動を理解できていない」ことにあります．つまり，いい動きとはどのようなものなのか，どこに気をつければ求める運動パフォーマンスができるのかを理解できていないのです．

　リハビリにおいて療法士が細かく指導した結果，求める運動を対象者が一時的にできるようになったとします．でも，対象者自身が「間違った動きと，正しい動きの違い」「正しい運動をするための具体的な方法」を理解できていなければ，もう一度同じ動きをすることはできませんし，運動学習効果も持続しません．

　その状態で同じ運動学習方法を続けることは，対象者目線に立っていない療法士からの「一方通行の運動学習」になってしまっているともいえます．対象者自身が正しい動きと間違った動きの違いについて腑に落ちていなければ，自分で再現することはできないのです．

3. 「一方通行」から「双方向」の運動学習へ

　そこで提案したいのは「双方向の運動学習」です．具体的にいえば，療法士側から一方的に教えるのではなく，対象者目線に立って工夫をし，対象者一人ひとりが理解できる運動学習を提供することです．それこそが，運動学習の専門家である療法士の役割ともいえます．

　対象者目線に立った運動学習を実践していると，それまで対象者一人ではできなかった運動パフォーマンスが着実に一人でできるようになっていきます．取り組みの中で強固な信頼関係も生まれるので，対象者にとっても，療法士にとっても，リハビリにやりがいを感じられるようになります．リハビリのプロセスを経て，療法士が対象者の最高のパートナーになれたら理想的です．

　本書では，対象者の立場に立った運動学習をするために必要な要素を，あますところなく解説していきます．「一方通行の運動学習」から，対象者を想った「双方向の運動学習」に変わるきっかけにしていただければ幸いです．

☑ 「一方通行」の運動学習から「双方向」の運動学習へ

☑ 対象者自身が正しい動きと間違った動きを理解できることが重要

2 | 自立と自律の違い

自立と自律の両方が必要

　リハビリの業界では，生活動作や歩行が「一人でできるようになる」ということを目指します．そういった意味で，「自立」という言葉を非常によく使います．療法士が運動学習を進める目的の1つは，もちろん「対象者の自立を目指す」，つまり自立した生活ができるようになることです．

　ところが，運動学習の場面では，「自立」に加えて「自律（自分で律すること）」というものを対象者に身につけてもらうことも，とても重要です．「自律」という言葉は，リハビリの業界ではあまり聞き慣れないものかもしれませんが，教育の分野ではよく使われています．

　教育学の論文をひも解くと，「学習者の自律性（Learner autonomy）」という言葉があります．これは「学習者（ここでは対象者）が，自分のニーズや希望に役立つよう，自分の学習をコントロールするための能力」であるといわれています．具体的にいえば「何を・なぜ・どのように学ぶのか」を「自分で選んで決めて，プランを立てて」，「それを実行し，実行した結果を自分自身で評価できるような知識やスキル」です[1]．

　つまり，「一人でできる」という結果だけを見ているのが「自立」であり，「目的に向けて，何を学ぶのかを自分でコントロール」するのが「自律」ということなのです．この「自立」と「自律」の違いを運動学習に当てはめるとどうなるのか，解説していきます．

3 自律へ向けた運動学習とは

1. 療法士に依存させない運動学習を目指す

「自立（自分で立つ）」はもちろん大切なことですが，リハビリの専門家と対象者が常に一緒に過ごし続けるわけにはいきません．やはり，対象者が一人で，イキイキと活動範囲を広げられることが一番です．例えば，平地だけではなく，階段をのぼったり，砂浜へ行ったり，海外へ行ったりスポーツをしたり……と，自分がやりたいことをできるようになっていくのが理想的です．

そのためには，段差などの高低差，地面の性質の違い，スポーツ場面におけるスピードなどの環境の違いに，対象者が一人で対応できるようになる必要があります．新しい環境へ挑戦するたびに，療法士のもとで運動学習を進めることもあるでしょう．それは決して悪いことではありませんが，それでは毎回相談しなければいけなくなり，療法士に依存してしまう危険性があります．ですから，対象者が療法士に依存しないよう，自律性を考慮した運動学習を意識したほうがよいのです．

2. 自律にはまず，療法士が対象者目線に立つことから

運動学習を通じて，対象者自身が新しい環境に必要な運動学習方法を自分で選択し，実行し，その結果を自分自身で評価できる知識やスキルを身につければ，対象者自らがどんどん新たな環境へ挑戦できるようになります．例えば，階段や砂浜，スポーツなどのいろいろな環境において必要な身体の使い方を身につけるための練習方法を自分で考え，実践してみる．それがうまくいかないのであれば，自分なりに工夫をしてみる．

このように，対象者が自分でリハビリができるところまで導けたなら，療法士に依存しない力を身につけられるのではないかと思うのです．私たち療法士にとって，対象者が自分でリハビリできる状態になることが，関わるうえでの一つの大きな目標となります．そのために必要なのは，療法士が対象者目線に立って，対象者一人ひとりが理解できる運動学習を双方向で提供することです．まず対象者が理解できているのかを療法士がきちんと把握することが，不可欠なのです．

ここまでのまとめ

☑ 対象者の自律性を意識した運動学習であること

〔文献〕
1）青木直子：学習者オートノミーと教師の役割．分野別専門日本語教育研究会―自律学習をどう支援するか 報告書．国際交流基金関西国際センター，pp4-25, 1998

第2章

対話に基づいた運動学習の視座

対話に基づいた運動学習の視座

- ・「双方向」の運動学習において対象者との対話がとても重要です.
- ・対話は対象者の内的過程を知る手段になります.
- ・「身体の動き」と「体性感覚」は表裏一体であるといわれています.
- ・運動学習のポイントになるのは①注意の方向性と②難易度設定です.

1 対話を通じた「運動学習」

1. 対象者の話に耳を傾けているか

第1章では,「自律性」を考慮した「双方向の運動学習」が重要だという話をしました.「双方向の運動学習」を実現するには,療法士と対象者の「対話」,つまり相手と言葉を交わすことが不可欠です.

療法士が運動学習に介入する場面を思い浮かべてみてください.療法士が対象者の身体を「触る」「動かす」「姿勢を直す」ということを行ったとき,対象者は黙っていることが多いのではないでしょうか.これは,療法士になすがままの「受け身」の状態です.このとき,療法士は「こう動いてください」と指示をしたり,身体をマッサージしたりしながらも,対象者の思いや違和感,理解度を意外と聞いていなかったりします.

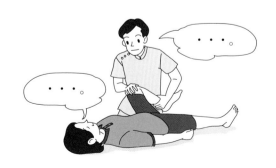

医療不信における研究[1]によると，「そのとき自分の意見をはっきり言えばよかったかもしれませんけど．でもやっぱり自分から言えない」「治してもらおうと思っているから，お世話になっているという頭があるから，不満があってもよっぽど悪い人ではなかったら，よう言わんのちゃんかな」というように，対象者は医療職に対して遠慮があって，なかなか本音が言えない問題が生じていることを報告しています．したがって，療法士が対象者の身体に触れたり，身体の動きについて「○○を意識してください」「いまの動きは違います」と言語指導したりするとき，対象者は聞いていなかったり，本当はわかっていないのに遠慮して言えなかったりすることが多いのです．

このような場面が「当たり前」になっていませんか？

2. 対象者の思いを知ろうとする姿勢が求められる

運動学習をするのは対象者自身です．だからこそ，運動学習をしている対象者が「何を考えて」「何を意識して」運動学習を行っているのか，そして療法士の介入を「理解できているのか」「どこがわからないのか」，療法士が知ろうとすることが求められるのです．

療法士の視診では「まっすぐ」と評価していたとしても，対象者自身は「傾いている」と思ってしまっているかもしれません．療法士は「ああしなさい」「こうしなさい」と言うものの，対象者は違和感を覚えていることもあります．ですから，対象者が本当にわかっているのか，何を考えているのかを知る姿勢が求められるのです．

療法士が「触る」「動かす」「姿勢を直す」「○○を意識してください」「いまのは違う」といった介入をしても運動学習がうまくいかない，もしくは持続しない，といったときには，ぜひ対象者が何を考えているのかを聞いてほしいのです．そうすれば，対象者はきっと「どうしてこっちに動かされたのだろう？」「姿勢を直されたけど，違和感があるな」「意識しろと言われてもよくわからない」「違うと言われても，ピンとこない」と思っていることを，口にする可能性があります．

このように，「対象者の考え」を療法士が把握するために有効な手段が，対話なのです．

3. 対話を通して内的過程を分析する

なぜ対話が必要なのか，教育心理学の面からその根拠を説明します．教育心理学は，ひと言で言えば，学校などで教師が生徒に対していかにわかりやすい教育をするかという研究です．「心理学」と呼ばれるくらいなので，そこには心のやりとりも含まれます．

教育心理学において，対象者，例えば学生が何を考えているのかということを「内的過

程」と呼んでいます．学生にはそれぞれの個性があります．その学生たちの個々の能力に適した学習法を見出すために，内的過程を分析することが重要であるといわれているのです．考え方が異なるのであれば，当然伝え方も違ってきます．

内的過程というものは，頭で考えているものなので表には出てきません．その内側の考えを研究するための方法として，「質的研究法」というものの有効性が提唱されています．質的研究法は，「言葉」を分析するという研究法です．

方法として一例を挙げます．先生が何かを教えたあとで「いま先生に言われたことをどう思いましたか？」「どう理解しましたか？」「それを元に，いまから何をしますか？」ということを，ICレコーダーに録音しながらインタビューをします．聞かれなければ言葉にしないようなことをあえて質問し，生徒にアウトプットさせるのです．そして，ICレコーダーに録音したものをあとで文字に起こし，文字データを分析していきます．このような方法で行うのが質的研究法というものです．

4. 質的研究法を取り入れることの意味

実はリハビリの分野では，このような言葉を用いた研究がほとんどされていません．体育の教育に関わるものであれば，質的研究法が主流です．質的研究法については，スポーツのコーチと鉄棒選手の例を挙げましょう．運動学習に関する研究において，永山ら[2]は，指導者（コーチ）の言語指示が対象者（選手）の内的過程である学習方略に，どのような変化を与えているかということについて，質的研究法を用いた検討を行いました．

コーチは選手に上達してほしいので，例えば「肘を曲げなさい」「おへそを出しなさい」など，さまざまな言葉で指示を出すことがよくあります．質的研究法では，指示を出すたびにインタビューをします．

例えば，コーチが選手に「おへそを出しなさい」と指示を出しました．そこで研究者が一度止めて，コーチに「どうしていま，おへそを出すように言ったのですか？」という質問をします．すると，「この選手にはこのような癖があり，ほかの言葉では伝わらないので，『おへそを出しなさい』とあえて，シンプルに言ったほうが伝わると思った」という答えが返ってきます．そのあとで選手にも「おへそを出しなさいと言われて，いまから何をしようと思いますか？」「そのように言われて，どう理解しましたか？」という質問をします．コーチの指示があるたびに，このインタビューを繰り返します．

このような言葉のやりとりから分析することでわかったのは，コーチは選手ができていないことだけではなく，選手の性格や失敗経験，発育環境，理解しやすい言葉などを考慮したうえで，その選手に合った言葉をかけているのだということです．

　いかがでしょうか．リハビリも運動学習の1つですから，一人ひとりに合った効果的な教え方を導き出すためには，相手（対象者）が何を考えているのか，どのような性格なのか，本当に伝わっているのか…といったことを知る姿勢が，とても大切であることがわかるのではないでしょうか．

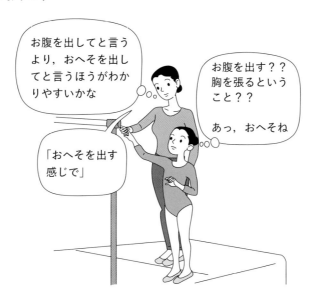

コラム
～質的研究法と量的研究法～

　質的研究法と比較されるものに量的研究法があります．学術集会や論文でよく見るT検定などの統計処理を行うのが，量的研究法です．この2つの研究法の目的の違いについて，久保田[3]は「量的研究の目的は，一般法則を見つけ出すことであり，その法則に従って教育現場の出来事を説明し，さまざまな場面において起こる事象を予測することである．それに対し，質的研究の目的は，ある状況において人々がどのように現実を捉え，その現実との相互作用の中でどのように生きているか，人々の主観的な立場を尊重し，理解することである」と述べています．つまり，個性のある対象者の内的過程を把握するためには，量的研究法ではなく質的研究法が適していると考えられます．

5. 双方向の運動学習に不可欠なのは対象者に質問する姿勢

　リハビリ中には，質的研究法にあるような言葉を介した対話，つまり「いま言ったことがわかりましたか？」「言われてどう思いましたか？」と質問をする姿勢が求められるのです．対象者の内的過程，つまり相手が何を考えているのか知る姿勢を取り入れることで，一方通行ではない「双方向」の運動学習が実現できます．
　また，療法士に依存しない，自律性のある運動学習を行うためには，新しい環境に必要

な運動学習方法を自分で選択し，実行し，その結果を自分自身で評価できる知識やスキル
を身につける必要があり，それは，対象者の考えであり，内的過程であるといえます．で
すから，姿勢や筋緊張による視診や触診で内的過程を評価することはできないわけです．

　「対話」に基づいた運動学習を行うことで，療法士に依存しない自律性の獲得につなが
る可能性があるのです．

　例えば，階段をのぼったことがない人に「いまから階段をのぼりますが，どのようにし
ようと思いますか？」と聞いたとき，わかっている人であれば，歩いているときの身体の
使い方を応用する方向で答えてくれます．言葉にできる人は上手に言葉にしてくれるでしょ
う．ところが，まったく「わからない」という人は，階段をうまくのぼることができません．

　第3章で述べますが，「わからない」状態である運動学習の初期は，療法士が運動学習
方法について多く指導する必要があります．しかし，運動学習が進んでいくと，対象者自
身が考え，答えることができるように，療法士が指導する量を減らしていくことが重要と
なります．その結果が，自律性のある運動学習につながります．

　やはり，「自分で律する」という力を導くためには，「対話」が欠かせないのです．

ここまでのまとめ

☑ 対話を通した双方向の運動学習によって対象者の自律の獲得を図る

---

2 身体運動に影響を及ぼす体性感覚

1. 体性感覚について対話する

　前項で対話をすることの大切さについてお伝えしました．対話を通じて，対象者の内的
過程を評価することが重要であるとわかったとしても，結局は「何を聞いたらいいのか」
がわからないのではないでしょうか．特に慣れていない療法士であれば，「どうやって聞
こうか？」「何を聞こうか？」と躊躇してしまうことがあります．勇気を出して聞いてみ
ても，見当はずれな質問をしてしまうかもしれません．それで心が折れてしまう人もいま
すが，対策を知らないままでいてはいつまでも解決しません．何について対話をするかと
いうことを，専門家として，しっかりと理解しておいたほうがいいでしょう．

　そこで，この項では，何について対話をすればいいか，2つのキーワードについてお伝

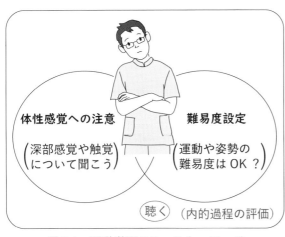

図2-1　運動学習の2つのキーワード

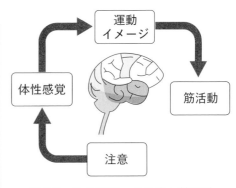

図2-2　体性感覚への注意と筋活動
体性感覚への注意によって筋活動は変わる.

えします. まずは図をご覧ください（図2-1）. 何について対話するか, 最も重要なのは, 図の左側にある「体性感覚への注意」です. これは, 身体の動きに関わる感覚, 例えば動く感覚（深部感覚）, 触る感覚（触圧覚）などについて聞くということです.

　もう1つは, 追ってお話しする「難易度設定」というものです. これは, 運動と姿勢の難しさについて聴くということです. こちらも大きなポイントとなるものです. まずはこの項で「体性感覚」について説明し, 次の項で「難易度設定」の解説をします.

　身体の運動には当然ながら脳が関わっており, 特に大脳皮質という部分の働きが非常に重要な働きをしているといわれています. この脳の表面の働きに関与するのが, 体性感覚です. 脳が身体の動きに関する指令を出す前には, 脳の中で「これから身体へ送る信号は, 筋肉がこれくらい動いて, 関節がこれくらい動くもの」といった, 運動イメージが準備されているといわれています[4].

　この運動イメージをわかりやすく説明するために, 1つ例を挙げましょう. 例えば「階段がもう一段ある」と思っていたのに実はなかったためにバランスを崩したという経験はありませんか？　これは, 脳の中で「もう一段ある」という運動イメージを準備してしまうからです（図2-2）. 準備した通りにいかないために, びっくりしてしまうのです.

　結局, その環境に合った脳の準備がその都度できているかどうかということが, 肝になるのです. 普通の道と, 濡れた滑りやすそうな路面とでは, 歩き方が変わりますね. それができるのは, パッと見て「滑りそうだから, こういう歩き方をしよう」「ここに力を入れないようにしよう」という準備をして臨むからです. 動く際には, この準備をする力が欠かせません.

　図2-2を見ていただくとわかる通り, 例えば手足の筋肉が働くためには, 脳内で「運動イメージ」という準備状態がつくられます. そして, この準備状態をつくるには, 「体性

感覚」が必要になります．この体性感覚と目で見た情報を脳の中で統合することで，運動イメージをつくるといわれているのです[5].

　したがって，もし「体性感覚」を感じられなかったとすれば，そこからつくられる運動イメージも変わってしまうことになります．運動イメージが変われば準備も変わってくるので，そこからの指令で動く筋肉の働きも変わってしまうことがわかります．

　原因は筋肉の硬さや動きの悪さのようにみえますが，元をたどると「感覚を感じられていないこと」が背景に隠れているのだということが，ここまでの脳科学の研究からわかります．つまり，身体の動きと感覚は表裏一体であり，筋肉の硬さや動きの悪さの原因は，体性感覚を正しく感じられていないことにあるということです．そして，体性感覚を正しく感じられるようになれば，結果として，動きが改善する可能性があるといえます．

　筋肉や姿勢といった目に見える身体の動きと感覚というものは，常に表裏一体です．ですから，何を感じているか，何を意識しているのかということを，対象者に聴くことがとても重要なのです．

2. 身体の動きと体性感覚の関係

　図2-3は，「身体の動きと体性感覚は表裏一体であると捉える」ということをあらわすものです．

　ここで，筆者が講演でよく行っている体験ワークについてお話しします（図2-4）.「身体の動きと感覚は表裏一体であり，動きが悪いのは感覚を感じられていないから」という

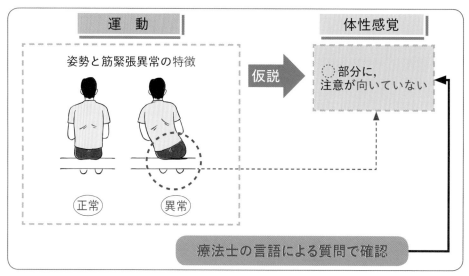

図2-3　病態解釈における仮説検証作業

お話をしました．ただ，療法士の人たちはこう言われても，ほとんどピンときません．どういうことなのか，ぜひワークを通じて体験してみてください．

体験ワークの方法

①立った姿勢で，右足の踵を浮かせて，親指の先端（爪の先）だけを地面につけて，ほかは浮かせた体勢をとる
　⇒足の裏が感じられていない対象者の体験をしてもらいます．
②右足の状態はそのままで，右足に体重をかけて転ばないように支える
　⇒体重をかけるのが怖いからといって，足の裏をつくのは禁止です．
③そのまま右足に体重をかけたときに，「どのような感じがするか」「どのような気持ちになるか」「身体がどのような反応をするか」を体験する
　⇒筋力は問題ないのに「怖い」「不快だ」「力が入らない」「左右の足が力む」などです．
④体性感覚が感じられない（足の裏が地面についていない）状態で体重をかけると，こわばりや恐怖心といった身体の動きの問題が起こることが体感できます

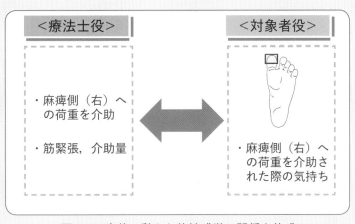

図2-4　身体の動きと体性感覚の関係を体感

　この体験ワークに取り組むと，転ばないように右足に力を入れる人もいますし，状態のよい側である左足や腰で踏ん張る人もいます．怖いと感じる人もいます．あえて，このような体験をしたあとで，「私たちは対象者の悪い側の足に体重を乗せる練習をしているの

ですが，そのときと同じことが起きていませんか？」という話をします．つまり，対象者の身体の片側に麻痺がある場合，見た目では足がついているものの，感じられていないケースがほとんどなのです．足に体重をかけさせると，怖がったり力んだりする対象者が多くみられます．

麻痺もなくケガもしていない人であっても，足を浮かせて感覚をなくすというひと工夫をするだけで，筋力はあるのに足に力が入らなかったり余分な力が入ったり，怖く感じたりします．健常者がこのような体験をすることで，対象者と同じような気持ちになることができます．

療法士の方たちにも，実際に体性感覚を感じることが重要だということを体感してもらうと，深く理解されることが多いようです．

> **ここまでのまとめ**
>
> ☑ 運動学習における対話内容のポイント
> →「体性感覚への注意」と「難易度設定」を押さえる
>
> ☑ 姿勢の悪さや筋肉の硬さの原因は体性感覚を正しく感じられていない可能性がある
>
> ☑ 体験ワークを通して理解を深める

3 体性感覚の処理に関わる「注意の方向性」

1.「注意の方向性」にも目を向ける

前項で，体性感覚が重要であるということをお伝えしました．このことは，ある程度はわかっている療法士も多く，まったく無視しているということはないと思います．ですから，通常のリハビリの場面では「足の裏を意識してください」「膝を曲げるように意識してください」と，少なくとも身体の動きや感覚をわかってもらうような声かけをしているのではないでしょうか．

ところが，療法士の意図に反して「足の裏に体重がかからない」「膝がまったく曲がらない」といったことがよくあります．このように，感覚について声をかけているのにうまくいかないことが起こるのです．その原因の1つとして，注意の方向性に問題があること

が挙げられます.

　ここでは，運動心理学からアプローチしてみましょう.

　運動心理学[※1]では，感覚・知覚・認知という分類がなされています[6]. 発達心理学者のギブソンは，「知覚は，われわれが身のまわりの外界に関する情報を最初に獲得する過程である」と述べています[7]. つまり，「知覚」というのは受動的なものではなく，本人が能動的に，環境の中にある多くの刺激から，特定の刺激を選択する探索的な活動であるということです.

　世の中には，目に見える「感覚」がたくさんあります. その中で，人間は「見よう」と思ったものの情報を獲りにいっているのです. その一方で，見ようと思わないものについては無視しています. 感覚の情報としてはたくさんのものが転がってはいますが，結局，頭で自覚できるのは，自分自身が「見たい」と思ったものだけです. このように選択的に情報を獲りにいくことを「知覚」といいます.

　ですから，脳を働かせるには，獲りにいく，つまりは注意を向ける意識を持つことが大切だということがわかりますね. 自分で獲りにいかなければならない，つまり，注意の向け方が重要だということです.

2. 対象者自身がどの体性感覚に注意するかが動きに影響する

　前項で運動イメージの説明をしたときに参照した図をご覧ください（図2-2，p.13参照）. 先ほどの説明では，筋肉の働きには運動イメージが欠かせず，運動イメージをつくるためには体性感覚が大事だというお話をしました.

　実は，大脳皮質における体性感覚の処理過程においては，「本人がどの体性感覚に注意するか」が影響するといわれています[5]. このように，体性感覚に基づいて運動イメージや筋肉の働きが起こるのですが，どの体性感覚で運動イメージがつくられるのかというと，結局は本人が注意を向けた感覚だけが後続の処理に上がってくるということなのです. このことを詳しく説明している図をご覧ください（図2-5）[5]. これは，図2-2をさらに細かくした図です.

　図2-5の3a，3bは「一次体性感覚野」というもので大脳皮質の一部です. 触覚，痛みなどの感覚情報に加え，温度情報処理に寄与しています. ここから，より複雑な処理にまわっていき，体性感覚の処理や，運動イメージをつくる処理に流れていくといわれています. 入り口である3aや3bの一次体性感覚野には，まずはすべての感覚が入ってきます. けれども，その先の1，2，5，IPS，7という，より難しく複雑な処理に移っていくのはす

※1 運動心理学 運動やスポーツの心理的恩恵を研究する領域

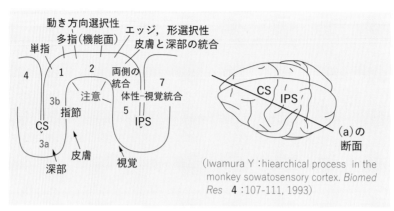

図2-5　体性感覚の階層性処理 （文献5より改変）
CS：中心溝　IPS：頭頂間溝

べての感覚ではありません．すべての感覚を処理にまわしたら，脳がパンクしてしまいます．

　では，どの感覚が複雑な処理，つまり運動イメージをつくるのに用いられるのでしょうか．図の中に「注意」と書いてある通り，運動を学ぶ対象者が，注意を向けて「この感覚を感じよう」「この感覚を使おう」と主体的に獲りにいった感覚だけです．注意を向けた感覚や情報を元に，脳が運動イメージをつくり，それが結果的に運動へとつながるのです．

ここまでのまとめ

✓ 対象者が能動的に注意を向けなければ，体性感覚から運動イメージをつくり上げることはできない（→対象者の「注意の方向性」が大事）

4 注意の方向性を評価する内的過程

言葉にならないということは注意が向いていないということ

　対象者本人が何を注意しているのかという「注意の方向性」は，どのように知ればよいのでしょうか．まず必要なのは「何を意識していますか？」「どのように感じていますか？」といった，内的過程に関する「言葉」を投げかけることです．ポイントは，「言葉にならないことには注意が向いていないと考えましょう」です．

　例えば，自転車でAという場所からBという場所へ行くときに，どのような景色だった

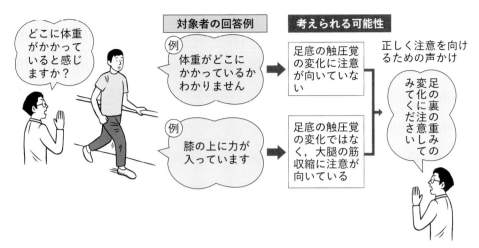

図2-6　療法士が意図する足底の触圧覚に注意を向けてもらう方法

のか，どのような人がいたのか，すべてのことを覚えてはいませんよね．間違いなく目で見ているはずなのに，後から何人いたのか聞かれても言葉にならないはずです．それは注意が向いていないからです．

　それに対して，出発する前に「これからAからBへ行く間に，何人とすれ違ったか数えなさい」と指示されていれば，いざ人に遭遇したときに注意を向けて，しっかりと人数を数えられるはずです．これは「何人とすれ違った」という言葉になるということは，「人数を数える」ことに注意が向いていたと判断できます．もし対象者から「わからない」と言われたら，そのときには注意が向いていなかったと判断するようにしましょう．

　図2-6のように，対象者が歩いていて右足に体重がかかるとき，療法士が対象者に「どこに体重がかかっていると感じますか？」と質問をしたとします．それに対して対象者から「膝の上に力が入っています」「足の裏に体重がかかっています」という言葉が出るということは，その感覚に注意が向いているという1つのサインです．

　一方で，足の裏のことを言わず，膝のことばかりを言うのであれば，「膝には注意が向いているけれども足の裏には注意が向いていない」と判断できます．

ここまでのまとめ

☑ 対象者の言葉「わからない」→注意が向いていないと判断する

5　運動学習と「体性感覚」

1.　身体の感覚に注意して運動学習を進める

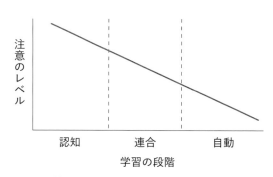

図2-7　運動学習の段階と注意のレベル（文献8をもとに作成）

　本項でお伝えしたいのは，「身体の感覚に注意して運動学習を進めましょう」ということです．私たち療法士も含め，人は，日ごろ動くときにはそれほど身体のことを意識していません．そのためにとまどう人も多いので，例を挙げて説明します．まずは**図2-7**をご覧ください．

　新しい運動学習を進めるときには，まず図の横軸の左側「認知」期から始まります．これは，運動学習の学び始めの時期をあらわします．右にいくと「自動」期というところへ進みますが，これは運動学習に習熟してきたという時期を示します．一方，縦軸は注意のレベルをあらわしています[8]．

　新しい運動学習を学び始めた「認知」期は，身体のことを注意しながら学んでいる時期です．一方で，その運動学習に脳が慣れて習熟するにつれて，注意のレベルは右肩下がりになっていきます．このことからわかる通り，習熟するにつれて，あまり意識しなくても，望ましい動きができるようになっていくといわれています．

　これは，スポーツをした経験を思い出してみるとわかりやすいでしょう．例えば筆者は空手を習っていますが，空手の「突き」や「蹴り」のように，どの競技にもフォームというものがあります．その競技を始めたときは，かなり注意して練習するはずです．でも慣れてくれば，それほど意識しなくても適切なフォームで動けるようになります．

　運動学習の1つであるリハビリにおいても，それと同じことがいえるのです．あまり注意しなくてもよい「自動」期までかかる期間には，個人差がありますが，「はじめは注意しながらでよい運動方法で反復練習をして，注意しなくてもできるようになる」ことを目

指していきます.

2. 感覚トレーニングは感覚障害のある対象者にも有効

表2-1 感覚障害のある20名の患者に対する感覚機能の再訓練前後における感覚テストの点数

Test	Before	After	P
1 触覚刺激の位置	33.7 (5.39)	55.1 (5.32)	0.001
2 肘関節位置覚	77.2 (2.38)	85.4 (1.48)	0.001
3 二点識別覚	25.8 (4.61)	48.1 (3.73)	0.001
4 立体認知	29.5 (4.58)	56.8 (4.85)	0.0001
Total score	41.7 (2.80)	61.7 (3.22)	0.0001

(文献9より引用改変)

このような話をすると,よく受ける質問があります.それは,「脳卒中などで麻痺がある人の中には非常に感覚が鈍い人もいて,そういった人に注意を向けるように言っても何も感じられないのではないか」「痺れや痛みを持っていると,身体のことを意識するように言われても難しいのではないか」というものです.

この質問に答えるために,2つの研究事例を紹介します.

まずは,発症から2年以上経過した,感覚障害がある脳卒中の対象者ら20人に対して,感覚のトレーニングをしたという研究例です[9].研究によれば,麻痺側の手において触覚や深部感覚の違いを識別する感覚のトレーニングをしたところ,感覚テストにおいて触覚や深部感覚識別能力の向上が認められました(表2-1).この研究成果からすると感覚障害がある人でも,トレーニングをすることによって感覚を感じやすくなることがわかります.

もう1つの例は,複合性局所疼痛症候群(CRPS)の対象者に対して,感覚のトレーニングを行ったという研究です(図2-8)[10].この研究では,対象者の痛みがある部位において,触覚刺激を与えた部位の識別や,触覚刺激の大きさに関する識別を求める感覚のトレーニングを行いました.その結果,「体性感覚の刺激を与えるだけ」では,感覚の感じやすさや痛みの変化は認められませんでした.しかし,「体性感覚の識別を求める」ことで,感覚を感じやすくなったことに加え,疼痛の軽減が認められました.

脳卒中やCRPSのこのような研究から,感覚障害がある人や痛みがある人でも,感覚のトレーニング,つまり注意を向けることによって感覚を感じやすくなる可能性があるということがわかります.

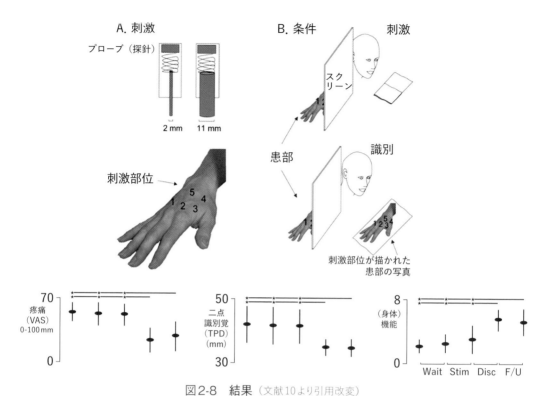

図2-8　結果（文献10より引用改変）

痛み（pain VAS）が減少し，識別感覚（TPD）がよくなり，課題の出来具合（身体機能）が向上している.

ここまでのまとめ

☑ 運動学習の習熟度；認知期⇒連合期⇒自動期
　　注意しなくてもできるようになる（自動期）ことを目指す

☑ 感覚障害のある対象者でも感覚トレーニングは有効

6 運動学習に関わる「難易度設定」

1. 運動の難易度は少しのアドバイスでできるものを設定する

2では，「身体運動に影響を及ぼす体性感覚」（p.12）への注意についてお話ししてきました．でも，いくら注意を向けても，なかなか対象者に感覚を感じてもらえないということが少なくありません．「ここを意識してください」と言っても，「わかりません」と言われてしまうことがよくあります．このような場合に考えられるのは，運動の難易度が高すぎる可能性があるということです．この点を解消するために，ここからは運動学習におけるもう1つのポイントである「難易度設定」について解説します（図2-1, p.13）．

まずは，「難易度設定」に関する2つの研究をご紹介しましょう．まず1つ目は，Vygotskyという人の「学習を進めるための難易度」における「発達の最近接領域」[11] という研究です．Vygotskyは運動学習の研究ではなく，発達や学習の研究者です．この研究は，子どもたちが発達・学習していくときに，どの程度の難しさが最も最適なのかを探ったものです．この研究からすると，「一人でできる」というレベルよりも少しだけ上，つまり他者との協働であればできるくらいの難易度が最適であるといわれています（図2-9）．

したがって，難しすぎる，もしくは非常に細かく教えればやっとできるくらいの難易度のものは，そのときはできたとしても，学習においては適していない可能性があるわけです．一方で，「一人でできる」という難易度では学習にはなりません．ですから，少し助けがあればできるくらいの難易度がよいといわれているのです．

これを運動学習に当てはめると，いくら「注意しなさい」と言ってもわからないときに

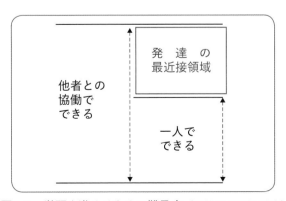

図2-9　学習を進めるための難易度（文献12より引用改変）

は，難しすぎるのだということになります．細かく伝えることで，どうにかなったとして
も，難しすぎるために最適ではない可能性があるのです．

　このような場合には，より感じやすい運動や姿勢にチャレンジするのがいいでしょう．
例えば，立った状態ではなく座った状態でやってみたりして，少し姿勢を簡単にする工夫
をする．そうすれば，同じ足の裏であっても，より感じやすくなることが多くなってくる
わけです．

2．適切なリハビリによって脳はつくり替えられる

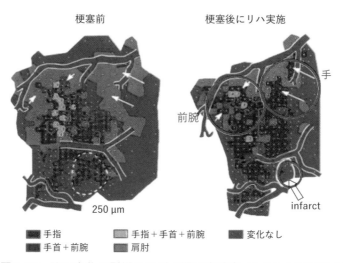

図2-10　脳の変化に影響を及ぼす難易度設定（文献11より引用改変）

　もう1つは，脳卒中のリハビリに関する研究です．図2-10をご覧ください．これは，
脳卒中を人工的に起こしたサルに関する非常に有名な研究です[11]．左側の図は元気なとき
のサルの脳です．下部の白点線で囲まれた部分が赤紫色になっていますが，右側の同じと
ころには"Infarct"と書かれており，黒くなっています．ここが，脳梗塞が起きた場所です．
　色の違いは，手や足などの身体の動きの働きをあらわしており，左側の脳梗塞が起こる
前は上部に薄紫色が目立ちます．右側は脳梗塞を起こしたあとでしっかりとトレーニング
をした脳ですが，脳梗塞で失われた赤紫色の箇所が，左側では薄紫色だった部分に拡がっ
ていることがわかります．つまり，赤紫色のエリアが上に拡がっている状態です．
　これは，脳梗塞によって薄紫色のエリアは死んでしまったものの，リハビリをすること
によって別の箇所が赤紫色になってくれたことをあらわしています．脳梗塞を起こしたあ
とのリハビリによって，脳がつくり替えられるということが判明した画期的な研究成果です．

3. 対象者に合った難易度の運動によって脳は変化する

先述の脳が変化を起こした背景には，大きく以下の3つの条件があるといわれています[11]．

①麻痺のある手の使用

②意味のある課題

③難易度を適切に調整した課題

この研究成果でわかることは，③の条件が非常に大きいということです．「運動メニューが難しすぎたり簡単すぎたりすると，脳の変化は起こらない」のです．その対象者に合った難易度の動きを行ってはじめて，脳が変化するといわれています．

このように，教育と脳科学の両方の視点からみても，運動の難易度を工夫することがいかに大切であるかということがわかるでしょう．次に具体例をお話しします．

図2-11は「下肢」すなわち足の支持する運動の難易度を，図2-12は「上肢」つまり手の運動の難易度をあらわしています．

足の支持する運動について最も難易度が高いのは「歩行」であり，それよりも簡単なものは「立脚相」という，立った状態で一歩前に出した足に体重を乗せることです．さらに簡単な動きが，足をそろえた状態で立っている「立位」であり，それよりも簡単なものが「起立」，つまり椅子から立ち上がることです．それよりも簡単な動きが「座位」，つまり座った状態となります．もし歩行が難しい場合は，より簡単な立脚相や立位，起立へレベルを下げていくことで，うまくいく可能性があります．

上肢については下肢よりも自由度が高いため，動きの要素が増えてきます．リーチ動作を例にすると，「高い」よりも「低い」リーチのほうが簡単です．また，遠くにある物体へリーチするよりも，近くにある物体へリーチするほうがより簡単です．重いものを持つ

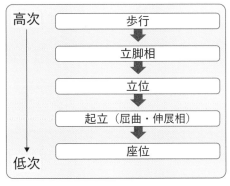

図2-11　下肢における運動学習の難易度

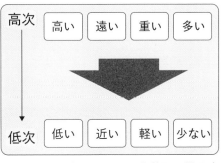

図2-12　上肢における運動学習の難易度
　　　—リーチの例

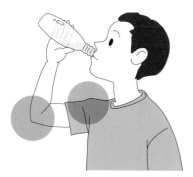

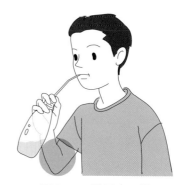

図2-13　難易度：高
肩・肘関節同時屈曲.

図2-14　難易度：低
肘関節のみ屈曲.

よりも軽いものを持つほうが容易であり，または動かす関節が多いほうが難しくなります.

　例えば，ペットボトルに入った水分を飲む場合，肘と肩を同時に動かしてペットボトルの飲み口を口元へ運ぶ動きは難易度が高くなります（**図2-13**）. 一方，ペットボトルの飲み口に長いストローを入れて，肘だけを曲げて，ストローの先端を口元へ運ぶ動きであれば簡単です（**図2-14**）.

　このように，手の動きは複合的なのですが，そこを工夫していくことで難易度を調整することができます.

4. 難易度を設定する際に気をつけたいこと

（1）ヒアリングと運動の評価をしっかり行う

　難易度を設定する際には，実際に動作をしてもらったときに「やってみてどうですか？」「ちゃんと感じられますか？」「できますか？」と尋ねるようにすることで，対象者自身から「よくわからない」「難しい」などといった答えが返ってきます. 一見できているように見えても，対象者に質問をしてみると「よくわからない」という答えを返してくる人もいます. ですから，見た目だけではなく，しっかりとヒアリングする必要があるのです.

　対象者にあった運動の難易度になっているかを確認するためには，身体の動きと体性感覚を表裏一体として捉えることがポイントになります. 詳しくは次の章で解説しますが，「ちゃんと感じられていますか？」と尋ねる体性感覚（身体への注意）の評価と同時に，筋緊張や姿勢といった運動の評価を進めます.

　身体の動きと体性感覚は表裏一体であり，筋肉の硬さや動きの悪さの原因は体性感覚を正しく感じられていないことにあると先に説明しました（p.14）. 具体的には，筋緊張や姿勢の異常といった運動の問題がある場合，「注意しても感じられません！」と体性感覚

に正しく注意を向けられていない答えが得られる可能性があります．一方，運動学習を通じて，「注意したら，ちゃんと感じられるようになりました」といったように体性感覚に正しく注意が向けられるようになった場合，筋緊張や姿勢といった運動の改善が認められるということになります．

　つまり，「運動の問題がある場合，難易度や注意の方向性に問題があることで，体性感覚に正しく注意を向けられていない」と捉えます．そして，運動学習を通じて「難易度や注意の方向性が正しくなることで，体性感覚に注意が向けられるようになると，運動の改善が得られる」ということになります．

　体性感覚に正しく注意を向けられるようになるためには，運動の難易度と注意の方向性の両方が，正しく設定されることが重要になります．注意の方向性が正しくて「注意したら感じられます！」と返答があったとしても，そのときの運動の難易度が高すぎる場合，筋緊張や姿勢の異常といった運動の問題は改善しないのです．そのような場合は，「注意の方向性は正しいが，運動の難易度が高すぎるので，体性感覚に正しく注意を向けることができていない」と捉えます．その場合，運動学習としては，注意の方向性はそのままで，運動の難易度を下げる工夫をすることで，運動の改善が得られることがあります．

(2) もう一度難しい動作の評価をする

　また，難易度の高いところから難易度を下げたときには，難易度の低い動作ができたあとで，もう一度難しい動作にチャレンジしてみましょう．そうすることで，今度はできたというケースが非常に多いからです．

　足底の触圧覚を正しく感じられていないことが原因で，足部内反が生じている症例を例に解説します．はじめは運動の難易度の高い「歩行」で，足底の触圧覚に注意を向ける指導をします．しかし，「足の裏の感覚はよくわかりません」と足底の触圧覚に正しく注意を向けられていない発言があり，足部内反も改善しなかった場合には，難易度を下げて「椅子からの起立」で，足底の触圧覚に注意を向ける指導をします．結果，「立ち上がりだと，足の裏の感覚がよくわかります」と正しく注意を向けられた発言があり，そのときの足部内反が改善した場合には，再度，難易度を上げて，難易度の高い「歩行」にチャレンジしてみると，「さっきはよくわからなかったけれど，いまは足の裏の感覚がわかりやすい」という発言とともに，足部内反の改善が得られることがあります．このような例は下肢だけではなく上肢でもあります．

　運動の難易度を調整していくことができれば，運動学習の成果は格段に上がるのです．このように，運動する際には，「体性感覚（身体への注意）」と「難易度設定」の両方を重視したほうがいいでしょう．

ここまでのまとめ

☑ 適切な「難易度設定」をすることで運動学習効果が高まり，運動の改
善につながる

〔文献〕

1）西垣悦代，他：日本人の医療に対する信頼と不信の構造―医師患者関係を中心に．対人社会心理学研究　4：11-20，2004

2）永山貴洋：スポーツ領域における身体知習得に関する質的研究．2007

3）久保田賢一：質的研究の評価基準に関する一考察―パラダイム論からみた研究評価の視点．日本教育工学雑誌　21：163-173，1997

4）Jeannerod M：The representing brain：neural correlates of motor intention and imagery. *Behav Brain Sci*　17：187-245，1994

5）岩村吉晃：タッチ〈神経心理学コレクション〉．医学書院，pp141-143，2001

6）松田岩男，他（編著）：新版 運動心理学入門．大修館書店，pp29-53，1987

7）Gibson E J（著），小林芳郎（訳）：知覚の発達心理学．田研出版，pp1-106，1969

8）Fitts PM, et al：Human performance. California, Brooks/Cole, 1967

9）Yekutiel M, et al：A controlled trial of the retraining of the sensory function of the hand in stroke patients. *J Neurol Neurosurg Psychiatry*　56：241-244, 1993

10）Moseley GL, et al：Tactile discrimination, but not tactile stimulation alone, reduces chronic limb pain. *Pain*　137：600-608, 2008

11）ヴィゴツキー：思考と言語．新読書社，pp298-306，2002

12）森本信也（編著）：理科授業をデザインする理論とその展開―自律的に学ぶ子どもを育てる．東洋館出版社，p65，2017

13）Nudo RJ, et al：Neural substrates for the effects of rehabilitative training on motor recovery after ischemic infarct. *Science*　272：1791-1794, 1996

第 3 章

身体運動と体性感覚に基づく
運動学習の評価法

第3章 身体運動と体性感覚に基づく運動学習の評価法

● 本章のエッセンス ●

（復習；運動学習では「注意の方向性」と「難易度設定」がポイントです）

・本章では動きの評価と仮説検証の方法について解説します．

・動きの評価→「評価と介入」の仮説検証（対象者が向けていない注意の方向性に対話を用いて介入）→身体異常の改善や体性感覚の改善あり→変化がなかった場合には再評価や難易度調整をしましょう．

・目標設定や自律へ向けた具体的な工夫が大切です．

1 「評価と介入」の仮説検証方法

1. 身体運動と体性感覚は表裏一体である

　第1章と第2章では，身体運動と体性感覚は表裏一体であるため（**図3-1**），体性感覚に着目した運動学習を進めたほうがよいということを解説してきました．

　図3-2のように，姿勢や筋緊張異常（どこかが硬い・緩いなど）といった身体運動の異常がある場合，体性感覚に正しく注意が向いていないことが原因になっている可能性があります．

　そして，運動学習を通じて体性感覚に注意が向けられるようになると，結果として，姿

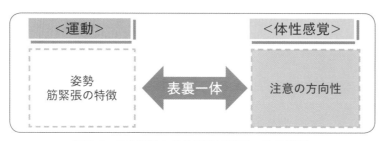

図3-1　身体運動と体性感覚は表裏一体の関係

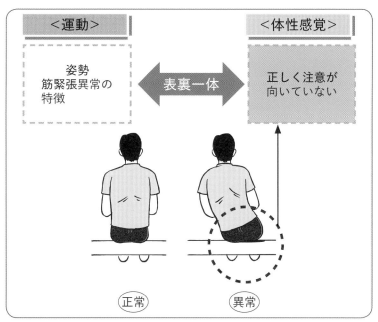

図3-2　身体運動の異常と注意の関係
身体運動の異常がある場合，体性感覚に正しく注意が向いていない．

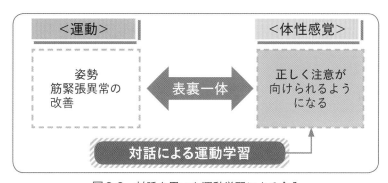

図3-3　対話を用いた運動学習による介入
正しく注意が向けられるよう介入を図る．

勢や筋緊張異常の改善が認められるようになります（**図3-3**）．

2．目に見えない体性感覚の状態を把握する

　対象者の体性感覚は視覚的に確認できないため，対象者が何を感じているのか，どこに注意が向いているのかわかりません．そのため，体性感覚に対して療法士が評価・介入しにくい，という問題が生じてきます．

　では，そういったときにはどうしたらよいでしょうか．具体的には，療法士の「評価」と「介入」という2つの視点から仮説検証作業を行い，目に見えない体性感覚の状態をしっ

かりと把握することが有効です．ここでは仮説検証のポイントと，その具体的な方法について述べていきます．

2 評価の仮説検証作業

1. どこに注意が向けられていないかを予測する

「評価の仮説検証作業」の目的は，姿勢や筋緊張などの身体運動の異常が，どの体性感覚に注意が向いていないがために起こるのかを知ることです．

はじめに，歩行などの特定の身体運動における姿勢や筋緊張の異常をしっかりと観察します．身体運動の異常は，対象者によって特徴がまったく異なります．まずは，その特徴を把握することから始めましょう．

次にその身体運動の特徴から，**図3-4**のように，その人が注意を向けていないと思われる体性感覚について仮説を立てていきます．そして，「足の裏のこの辺りが感じにくいのではないか」という仮説を立てた場合，前の章でお話しした内的過程，つまり言葉でその人の考え方を知るという評価方法を用います．具体的には，「どこが感じますか？」「どこが感じにくいですか？」「足の裏はどんな感じがしますか？」といった質問をしてみましょう．

それに対して対象者が「足の裏のこの辺りの感覚が薄い」と答えた内容と，療法士が立てた仮説が一致した場合，どこが感じにくいがために姿勢や筋緊張の異常が起こるのかが特定されます．

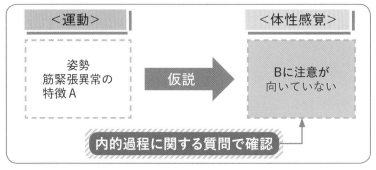

図3-4　評価に関する仮説検証

2．仮説を立てるときには，自己の身体を使って分析する

　実際の現場では「何を感じられていないのか」という仮説を立てることは，なかなか難しいかもしれません．療法士の養成校でも習わないことなので，見当がつかなかったり，何を基準として仮説を立てればいいのかわからなかったりして，多くの療法士が苦労するところではないでしょうか．

　その場合には，自己の身体を使った分析が有効です．療法士自身の身体を使って，「体性感覚の引き算」をして仮説を立ててみてください．

3．正しい動きから運動の異常を引き算する

　実際に，どのように「体性感覚の引き算」をするのか，解説していきます．図3-5をご覧ください．

（1）改善を目指す正しい身体の動きを思い浮かべる

　まずは，療法士が目指したい，適切な身体の使い方やよい姿勢（身体が傾いておらず，膝が開かずにまっすぐであるといった正しい動き）を，しっかりと頭に思い浮かべておきます（図3-5の①）．

（2）異常な運動パターンを観察する

　正しい動きを思い浮かべたうえで，次にいま起きている運動の異常を観察します．例えば傾いているのであれば，身体の傾きが問題だとわかります．膝が右足だけ開いているの

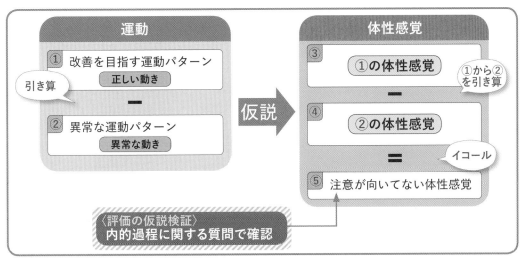

図3-5　正しい動きから運動の異常を引き算

であれば，それが異常であることに気づくでしょう（**図の②**）．ここまでのところをしっかりと整理するのが**図3-5**の①と②の作業になるわけです．

その次に，「体性感覚の引き算」をしていきます．

（3）正しい動きの感じ方を確認する（図の③）

まずは，**図3-5**の①の「こうなったらいいな」という正しい動きを療法士自身がやってみてください．立ち上がる，手を動かすなど，どんな動きでもかまいません．そのときに，どこをどう感じるか，どこが動くか，どのような重心移動を感じるか，左右対称にどのような感じ方の変化があるのかということについて，しっかりと確認してください．療法士のほとんどの人が，おそらくこのように確認する習慣がなかったのではないかと思いますが，ここは非常に重要なところです．

特に確認してほしいのは，「地面に触れているところ」です．例えば立っている姿勢であれば足の裏，椅子に座っているのであれば殿部や大腿の部分，物を持つ場合は手のひらの感じ方を認識しましょう．

身体運動と体性感覚の関係についての研究では，健常者[1]，高齢者[2]，脳卒中対象者[3]において，足底における触圧覚の感覚トレーニングによって立位バランスの向上を認めたとする報告があります．つまり，足の裏の触圧覚の感じやすさが立位バランスに影響しているといわれています．ヒトは重心が身体の中心から大きくはずれないように調整しています．立っている姿勢では足底，座っている姿勢では殿部や大腿といった「地面に触れているところ」で重心の位置を知ることができます．また，物を持つ場合は，「物に触れている」手のひらで物の重心を知ることができています．そのため，「地面（物）に触れているところ」の感じ方を評価することが，とても有効になります．

そして次に，どこが動いているかを確認します．例えば，肘が曲がっている，お辞儀をすると足の付け根が曲がる，などといったことを，1つひとつしっかりと確認するようにしてください．そうすると，目指すべき正しい動きにおける身体の感じ方がわかります（**図の③**）．

（4）異常な動きの感じ方を確認する（図の④）

次に，**図3-5**の②で観察された，傾いたり膝が開いたりする動きや姿勢を，療法士自身が真似をしてみます．そうすると，正常な動き（**図の①**）と比べて，身体の感じ方が変わるはずです．例えば，**図3-5**の③では両方の殿部が椅子についていたものの，身体を傾けたら片方の殿部が浮いてしまった，膝を開いた場合，膝を開いただけの感覚ではなく足の裏や大腿や殿部の感覚が変わったなどといったものです（**図の④**）．③と④を比べると，はじめて体性感覚の違いに気づくでしょう．

このように体性感覚の引き算をすることで，③で感じられていたことが④では感じられ

なくなった，殿部が浮いてしまった，といったことがわかるのです．

（5） 注意が向いていない体性感覚

　ここまでやってみると，「このような動きをする対象者は，この感覚を感じられていない」もしくは「注意が向いていないのかもしれない」というように，頭の中で仮説が立てられるようになります（**図3-5-⑤**）．

4．運動と体性感覚の引き算—内反の例

　ここで療法士自身の身体を使って，体性感覚の引き算を行い仮説を立てる具体例を紹介します．1つ目は内反を例に，**図3-6**を使って解説していきます．

　歩行周期は立脚期と遊脚期の繰り返しで構成されますが，立脚期においては，片側で身体を支えることが必要になります．このときに悪いほうの足部が内反によって外側へねじれてしまう対象者にはどう対応すればよいか，説明しましょう．

（1） 立脚中期正常（図の①）

　まず，内反の症状がある対象者が，どのような状態になるとよいのか，どのような身体の使い方を目指すべきなのかを思い浮かべましょう．内反で足がねじれることなく，足の裏全体で身体を支えている状態が理想です．

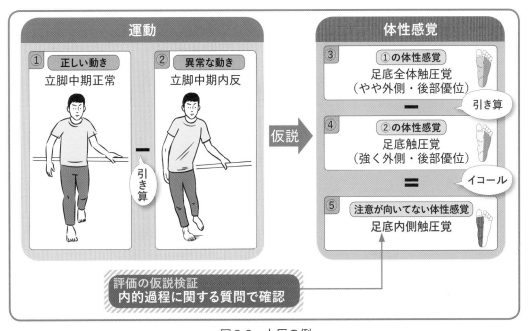

図3-6　内反の例

対象者の「普通」「わからない」への対処方法

「足の裏の内側の感覚が薄い」という仮説を立てて，足の裏がどのように感じられているか対象者へ質問をしたとき，「普通です」「わかりません」という言葉が返ってくるかもしれません．療法士としては，「この対象者は足の裏の内側の感覚を感じられていないに違いない」と思って仮説を立てているのに，意外な返答に困ってしまいますよね．でも，これはよくあることなのです．

では，そのような場合には，どうすればよいでしょうか．足の裏がどのように感じるかを聞いたとき，「普通」「わからない」と答えた対象者は，きちんと足の裏に注意が向いていないというサインを発している，と考えてください．

第2章で，「言葉にならないということは，注意が向いていないということ」とお伝えしました．療法士が「足の裏の内側の感覚が薄いのではないか」と思っていたとしても，対象者が身体のほかの部位に気を取られていたり，まったく違うことを考えていたりすると，「普通です」「わかりません」と答えるかもしれません．

そういった状態から，正しい方向に注意が向くように導いていくのが私たち療法士の役目です．ただ「どうですか？」という質問では投げかけの範囲が広すぎるので，もっと注意が向きやすくなるような言葉かけに変えたほうがいいでしょう．

言葉かけをする際に大切なのは，徐々にヒントを多くしていくことです．まだ慣れていないときは「足の裏の感覚が薄いのではありませんか？」と直接的に言ってしまうこともあると思いますが，対象者自身で気づいてもらうのが理想的です．

最初は「どうですか？」と広い質問をして，「わからない」という答えが返ってきたときには，「例えば，足の裏ってどうなっていますか？」と少しヒントを出してみます．頭に向いていた注意が足の裏に向けば，「そういえば足の裏は，外側ばかりに偏っているかも」という答えが返ってくるかもしれません．中には足の裏のことを聞いても「は？」という人もいるでしょう．そのような場合には，もう少し具体的に「足の裏の外側か内側か，どちらかに偏ってはいませんか？」という絞った質問をすると，「言われてみれば，内側が薄い」と気づいてくれることがあります．

つまり，いかに対象者自身で気づけるヒントを出して，注意を向けられるかがポイントです．この点をわかっていると，後半で解説する，自宅で行うトレーニングの説明をするときに，どのような考え方でチェックをすればよいのかがわかりやすくなるでしょう．

（2）立脚中期内反（図の②）

　内反を起こしている状態と，①との動き方の違いを観察しましょう．まっすぐに体重が乗れば身体はまっすぐになりますが，身体が外側に流れることがあります．また，大腿やふくらはぎの外側が力んでいないかということも，よく確認しましょう．このように動きの引き算で①と②の違いを確認し，「動きの引き算」をしたあとで「体性感覚の引き算」をします．

（3）足底全体触圧覚（やや外側・後部優位）（図の③）

　療法士自身が，体重を足の裏にまっすぐ乗せてみて，そのときの感覚を確認します．

　足の裏にしっかりと体重が乗るときは，まず，踵からジワーッとつま先のほうに体重が移動していきます．片足が浮くくらいになると，足の裏全体で支えてはいても，少し外側（小指寄り）かつ，少し踵寄りで身体を支えているのではないでしょうか．

　麻痺やケガがない正常な場合には，このような支え方をしていることを確認します．

（4）足底触圧覚（強く外側・後部優位）（図の④）

　次に，療法士自身が②の動きの異常が起きている対象者の真似をしてみます．そして，そのときの感覚を確認しましょう．実際に足首をねじって，腰を外側に流していくと，踵寄りではありますが，足の裏の外側ばかりで支えているような状態になります．

（5）足底内側触圧覚（図の⑤）

　③から④の体性感覚の引き算をしてみると，④では足の裏の内側の感覚を感じなくなっていることが確認できるはずです．外側で支えているということは，内側が浮いているということです．

　このような流れを体験すると，内反が起きている対象者は「足の裏の内側の感覚を感じられていない可能性がある」という，1つの仮説が立ちます．

5．運動と体性感覚の引き算—反張膝の例

　次に，反張膝の例を図3-7に沿って解説します．反張膝の場合，膝がまっすぐではなく後ろに突っ張り，腰が引けて反り返るような歩き方になります．

（1）立脚中期正常（図の①）

　まず，反張膝の症状がある対象者の目指すべき歩き方を想像しましょう．反張膝にならず，立脚期にへっぴり腰にもならずに，まっすぐ支えている歩き方が目標の姿です．

（2）立脚中期反張膝（図の②）

　反張膝の状態は，横から見ると腰が引けていたり，膝が反り返ったりしています．中には腰がねじれている人もいるでしょう．このときの筋肉の状態は人によってさまざまです

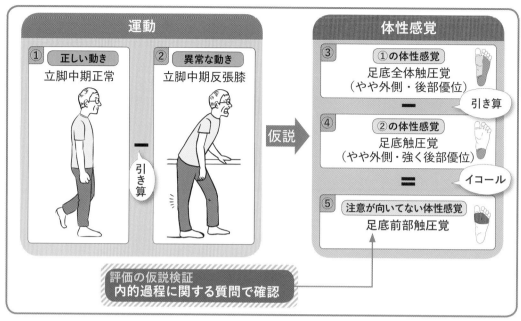

図3-7　反張膝の例

が，大腿やふくらはぎの裏側が突っ張っていたり，腰まわりが緩くなっていたりすること が見受けられます．

　このように，まずは動きの引き算を行い，①と②の動きの違いを確認します．

（3）足底全体触圧覚（やや外側・後部優位）（図の③）

　先ほどの内反の例と同様に，療法士自身が，①の正しい支え方における足の裏，つまり 地面に接している部分の感覚を確認します．①では足の裏で支えているものの，少し外寄 り，そして踵寄りで支えているのではないでしょうか．

（4）足底触圧覚（やや外側・強く後部優位）（図の④）

　次に，③の状態から④への体性感覚の引き算をするために，反張膝の真似をしたときに 足の裏がどのようになっているかを実際に自分の身体で確認してみましょう．へっぴり腰 の姿勢をとると，腰が引けるために足の裏はやや外寄り，そしてかなり踵寄りで支える歩 き方になると思います．

（5）足底前部触圧覚（図の⑤）

　③から④を引いてみると，「つま先が浮いてしまう」という仮説が立ちます．反張膝の 対象者の場合，「つま先の感覚が薄いのだな」という仮説を立てて，先ほどの内反の例の ように内的過程に関する質問をして確認していくとよいでしょう．

現場でのワンポイント 2　　見た目で感覚の仮説を立てない

　反張膝の場合には，つま先の感覚が薄い人が多くみられるのですが，実は真逆の「つま先は感じられているのに，踵を感じられていない」という人もいます．これは，**対象者へ聞いてみなければわからないので，注意が必要と**なります．

　こういった対象者の場合は，「感じ方の鈍い踵で支えなければいけない」という意識が強すぎて，反張膝になってしまうのです．同じ反張膝なので見た目には同じです．ところが，つま先が薄いために踵で支えてしまう人もいれば，逆に踵が薄い自覚があるために，踵で支えようとすることで反張膝になってしまう人もいるのです．視診や触診で「反張膝は足底の前部が薄い」と決めつけるのではなく，仮説と真逆のこともありますので，しっかりと対象者に「前と後ろ，どちらが鈍いですか」と聞いてみましょう．

ここまでのまとめ

- ☑ 評価の仮説検証では，運動と体性感覚の引き算を使って，身体運動の異常がどの体性感覚に注意が向いていないために起こるのかを探る

- ☑ 評価の仮説検証には自己の身体を使って分析することが有効

3 | 介入の仮説検証作業

1. 介入後，身体の動きが改善するか確認する

　ここまでは，「評価」の仮説検証作業として，身体の動きの特徴から「対象者が何を感じられていないか」を，対話を通じて確認することについて解説してきました．次は注意が向いていないところへ対象者が意識を向けられるようになったら，その結果として，姿勢や筋緊張の異常が改善するのかどうかを検証していきます．

　ここでの仮説検証の目的は，姿勢や筋緊張の異常を改善させるため，体性感覚に対して正しく注意を向ける具体的な介入方法を見つけることです．

2. 動きが変わらなければ，仮説を立て直す

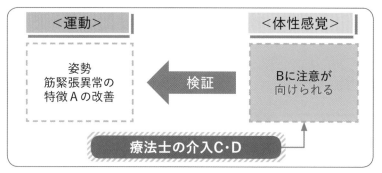

図3-8　介入に関する仮説検証

　体性感覚に注意を向けるためにどのような声かけをするのか，どのような難易度設定をするのかについては，いろいろと試行錯誤したほうがいいでしょう．例えば，「このように声かけをすれば注意が向くのではないか」という仮説を立てて，**介入C**を実行したとします（**図3-8**）.

　その結果として，体性感覚に注意が向くようになり，対象者の動きが変われば，仮説が検証されたことになります．うまくいかなかったなら，仮説が間違っていたということです．その場合は仮説を立て直し，声かけの仕方や難易度設定を変える工夫をした**介入D**（**図3-8**）で，注意が向きやすくなるよう再チャレンジしていきましょう．

　一方で，「注意を向けてもらうために，どう声をかけたらいいかわからない」といったように，介入するための仮説が浮かばないこともあるのではないでしょうか．そこで，具体的な介入方法3つを試すことから始めてみてください．この3つの方法は，例えば下記に記したポイント（1）と（2）を組み合わせることでうまくいくこともあります．

（1）ポイント1―健側での擬音語の活用

　麻痺やケガのない人であっても，体性感覚を意識するのは難しいものです．ほとんど意識をしたことがないと言ってもいいくらいでしょう．より体性感覚へ注意を向けやすくするためには，健側，つまり麻痺やケガのない側で「擬音語」を使った声かけを活用することをお勧めします．

　まず，注意の向いていない体性感覚を特定できたら，対象者に健側で同じ動きをしてもらいます．そして，患側で内側が感じにくい場合，健側の内側の感じ方を「カタカナ」の擬音語で表現してもらうのです．その際，「カタカナで表現してください」と言っても対象者はどうしていいかわかりませんので，いくつか例を挙げてみます．例えば「ジワーッ」

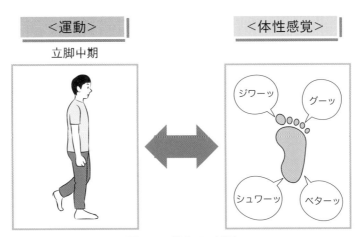

図3-9　擬音語の活用

「グーッ」「ベターッ」「シュワーッ」など，よくマンガに出てくるようなカタカナ表現を使うといいですね．まずは療法士自身が実際に試したうえで，対象者にも聞いてみてください（**図3-9**）．

　先ほど解説をした「内反の例」（p.35）を例に，介入方法を具体的に説明します．

　対象者に，立った状態で健側に体重をかけたときの内側の感じ方をカタカナで表現してもらいます．そのとき，対象者が「わからない」と言った場合には，療法士が「私の場合は，踵から土踏まずの内側にかけて，ジワーッと，ググググーッと感じるのですが，○○さんはどのような感じがしますか？」と聞いてみましょう．そうすれば対象者は，「私の場合は……」と答えやすくなります．

　このように，健側での感じ方をあえてカタカナで表現することによって，対象者も正しい感じ方を実感しやすくなるのです．健側で「ジワーッ」「シュワーッ」などのカタカナ表現がわかったら，患側でも同じような感覚を探すように伝えましょう．

　健側の感覚を参考にするだけではなく，感覚をカタカナで表現することもあわせて行うと，とてもわかりやすくなります．ぜひ取り入れてみてください．

（2）ポイント2―難易度の低い姿勢に変更する

　ポイント（1）で解説した，健側で擬音語を使ってもなかなか注意を向けることができない，身体の動きが変わらないという場合には，一つの原因として，その動きや姿勢が難しすぎる可能性が考えられます（p.25）．

　そのような場合は，姿勢や運動の難易度をより簡単な方向へ変えることで，注意が向きやすくなることが多々あります．難易度を下げ，簡単な動作でしっかりと注意を向けることで身体の動きが変わったあとなら，難易度を戻して再度チャレンジしたときに，以前より感じやすくなるはずです．

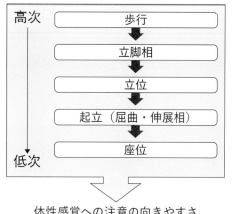
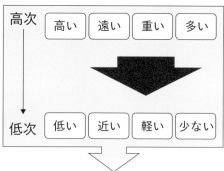

図3-10　下肢における運動学習の難易度
と体性感覚への注意度

図3-11　手の体性感覚への注意度

このように，姿勢や動きの難易度を調整することはとても重要です．難易度調整は，第4章以降で具体的に解説する運動学習場面では，どのような順番で行うのかを対象者に指導するときにも必要となります．対象者が，どのレベルであればわかるようになるのか，前はできなかったことができるようになるのかということを，よく把握していきましょう．

図3-10のように，歩くときに足の裏の内側を意識するように伝えても，対象者が注意を向けられない場合，もしくは身体の動きが変わらない場合には，「立脚相」に難易度を下げます．より簡単で，動かない姿勢にもっていくことで，体性感覚へ注意が向きやすくなることがあります．

それでも感覚がわからない場合は「立位」，「起立（屈曲・伸展相）」と難易度を下げていきましょう．そうすることで，体性感覚に注意が向きやすくなっていきます．

図3-11は，手の体性感覚への注意の向けられ方（難易度）をあらわしたものです．より重いものを持ち，より遠くへ，なおかつより高いところへ手を伸ばすような場面では，どうしても注意が向きにくく，感じ方も鈍くなります．

例えば手のひらで持つ感覚，肘が動く感覚を意識しようと思っても，「高い」「遠い」「重い」状況の場合は感じにくいのです．それを，「低い」「近い」「軽い」状況で持つ形であれば，格段に肘や手のひらを感じやすくなります．難易度を下げて感じやすくなったあとで，より高く遠いところへ手を伸ばすと，体性感覚に注意が向きやすくなることもあります．

このように，運動の難易度をより簡単なものに変えていくと感じやすくなることが多いので，ぜひこの2つのポイントを組み合わせて実施してみてください．

（3）ポイント3—感覚障害や痺れがある場合は，「鈍い（痺れの）中でも似た感覚を注意して探す」

対象者に感覚障害や痺れがあるケースは現場でもよくありますし，療法士からもとても

多い質問です．例えば足の裏を意識してもらうときに，「感覚を意識してください」と言ったとします．いくら簡単な姿勢であったとしても，感覚が鈍すぎるために「よくわからない」と返答されることは珍しくありません．もしくは，痺れがあるためにわからないということもよくあるでしょう．

感覚障害がある対象者にも感覚トレーニングが有効という研究は紹介しました（p.21）．ここでは，その具体的な方法を紹介します．感覚障害や痺れがある場合には，感覚が鈍い，もしくは痺れがあったとしても，「うっすらと健側と似たような感覚はないか」という姿勢で探してもらいます．また，「痺れている中でも，なんとなく体重がかかる感覚はありますか？」「そのような形でもいいですよ」という声かけをしてみてください．そうすれば対象者も，「それくらいならなんとなくあるような気がする」と返答する場合があります．鈍い中でもうまく感じられているのであれば，姿勢や筋緊張も，いい意味でかならず変わっているはずです．

鈍さや痺れがある中でも，このような裏づけをとりながら，似た感覚を注意深く探すことが，とても有効です．第2章でもお伝えしたとおり，感覚障害がある人でも，トレーニングによって感覚を感じやすくなる可能性があることを知っておきましょう．

以上，介入の仮説検証作業のポイントをまとめました．

ここまでのまとめ

☑ **体性感覚に注意を向けてもらう方法**
　①健側での擬音語の活用
　②運動の難易度を下げる
　③痺れや感覚が鈍っていても，うっすら感じられれば変化が期待できる

---

4 運動学習の目標設定について

運動学習の目標設定について3つのポイントを解説します．

1．ポイント①―成果が実感できること

まず1つ目に，目標設定では，対象者が成果を実感できることがとても大切です．

対象者が運動学習に取り組む中で，「頑張ったことで身体の動きが変わった」「楽になっ

た」「悩みが減った」といった実感があれば，モチベーションが上がります．一方で，目標設定をしてもなかなかそこへ近づけない，もしくはそれがうまくいっているかどうかわからないような目標を立ててしまうと，モチベーションが持続せず，心が折れてしまうケースが非常に多いのです．

　私たちの勉強を例に考えるとわかりやすいでしょう．対象者をよくしたいと思って，リハビリの勉強会に参加したり本を読んだりするかと思います．そして勉強したことを現場で実践したときに，対象者がガラッと変わってくれれば，さらに勉強をしようという気持ちになりますが，対象者がまったく変わってくれないとなると，勉強へのやる気が薄れてしまうということはありませんか？　それと同じように，運動学習で「うまくできない」「効果が持続しない」といったレベルの目標を立ててしまうと，対象者のモチベーションは下がってしまうのです．

　ですから，注意の向け方や運動の難易度を細かく工夫してみましょう．「言われたことに注意を向けると楽にできるんだな」「言われたことに注意して手順を守っていれば，自宅でも効果が持続するんだな」というような，実感できる目標を決めることが，重要なポイントになるのです．

2. ポイント②―日常生活動作につなげる目標設定である

　ADL（日常生活動作）につなげる目標設定というのは，先ほどの「成果を実感できる目標設定であること」にもつながってきます．

　多くの対象者は，**図3-12**の上のほうの難易度の高い動作ばかりを繰り返してしまい，なかなか成果を実感できていません．でも，実は運動の問題は，難易度の低い，「座位」「起立」などの日常生活動作から起こっています．「歩く」「高く手を伸ばす」といった動作のほうに困っている実感があるために，より簡単な動作の重要性に気づいていないのです．

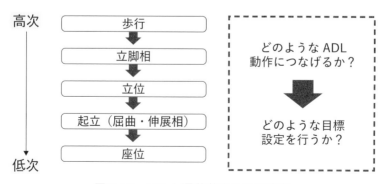

図3-12　ADLと運動学習の目標設定
運動学習の結果が実感できるADLを目標とする．

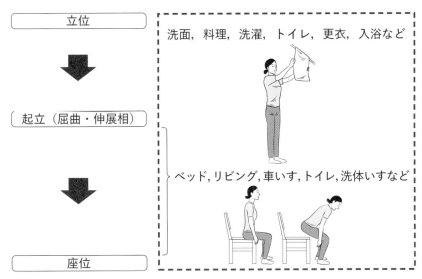

図3-13　目標設定と具体的ADL

　ですから，「座位」「起立」などの難易度の低いADLをきちんと行うと，成果を実感しやすくなります．だからこそ，療法士側は，注意の向け方や難易度を工夫する必要があるのです．ぜひ対象者が運動学習前後で成果を実感できる，具体的なADLを目標に設定してください．

　具体的な例を挙げて解説しましょう．**図3-13**は，先ほどの**図3-11**から「立位」と「起立」，「座位」だけを切り取ったものです．例えば，「歩行」という動作では変化は出ませんが，「起立」という動作であれば変化があらわれたという対象者がいたとします．このような対象者の場合は，立ち上がる動作に伴う，日常生活の場面すべてを目標としていくことがポイントです．ベッドから立ち上がる，リビングの椅子から立ち上がる，車いすから立ち上がる，トイレの便座から立ち上がる，お風呂の椅子から立ち上がるといった動作です．

　もともと立ち上がる動作に問題があった対象者は，立ち上がりにおけるさまざまな癖が，ベッド・リビング・車いすなどすべての場面で起きていたはずです．ですから，それをしっかりと確認して，1つずつ具体的に目標設定していきましょう．

　その対象者に適した運動の難易度に関連する，具体的なADLを目標にすることが大切です．

3.　ポイント③—目標を視覚化する

　多くの対象者は，難易度の高い動作ばかりに注意を向けてしまい，より簡単なADLに

表3-1　目標の視覚的共有の例

[目標]

高次 ↓ 低次

番号	内容	設定日	達成確認
1	お店を出す	2016.2.25	
2	息子に釣りを教えられるようになる	2017.12.22	
3	左手が物をつかめるようになる	2016.2.25	
4	左手が伸ばせるようになる	2016.2.25	
5	テンポよく速く歩けるようになる	2016.2.25	
6	膝を曲げて柔らかく振り出す	2016.2.25	
7	回内回外の動きができるようになる	2016.2.25	
8	身体を傾けずに左手を机に置く	2016.2.25	2016.3.24
9	両足でしっかり体幹を支えて料理をする	2016.3.7	2016.4.11
10	両足でしっかり支えて，肘が曲がらず歯磨きをする	2016.3.7	2016.4.11
11	自宅の高めの椅子でも，左足を支えて両足で立ち上がる	2016.2.25	2016.4.11
12	自宅のベッドや椅子で左のお尻を面で支える	2016.3.21	2016.4.11
13	右太ももの筋肉痛がなく楽に歩く	2016.3.24	2016.4.11
14	足の裏をベタッと乗せて，足の指が曲がらずに歩ける	2016.8.5	2016.8.19
15	左の太ももと足の裏を広くベタッと乗せて，足の指が曲がらずに椅子から立ち上がる	2016.8.5	2016.8.19
16	左の太ももと足の裏を広くベタッと乗せて，股が開かずに椅子に座る	2016.8.5	2016.8.19

は注意が向きにくいものです．そこで，長期目標となる難易度の高い動作を改善するためには，口頭で説明するだけではなく，どのような難易度の低い短期目標をクリアしていけばよいのかを整理して視覚化し，対象者と共有していくとよいです．

　表3-1は，料理人であり，釣りが好きなある対象者の目標です．

　「1. お店を（もう一度）出す」「2. 息子に釣りを教えられるようになる」など，上から難易度の高い目標が並んでいます．そして，下にいくにしたがってだんだん簡単な生活場面を設定しました．

　例えば，釣りを教えるためには「3. 左手が物をつかめるようになる」ことが必要です．この対象者はとても堅実で，その前に「4. 左手が伸ばせるようになる」「8. 身体を傾けずに左手を机に置く」という動作を目標に加えています．また，「1. お店を出す」を想定すると，手だけではなく足の動きも必要になってきます．よって，「5. テンポよく速く歩

けるようになる」，その前に「9．両足でしっかり体幹を支えて料理をする」，さらにその前には「11．自宅の高めの椅子でも左足を支えて両足で立ち上がる」という動作を入れました．

　このように短期目標を設定していくことで，成果を実感できる可能性が高くなります．一見すると，この流れは専門家からみれば当たり前のことかもしれません．しかし，このようなことを文章化・見える化し，対象者と共有しながら進めることが，リハビリをうまくいかせるためには不可欠なのです．また，立てた目標をクリアできたとき，「達成確認」などの項目で見える化をすれば，対象者にとってわかりやすいですし，モチベーションも上がりますね．

　難易度の高い動作の改善のためには，このような工夫をしながらどのような短期目標をクリアすればよいのかを整理して，対象者と一緒に視覚化してみてください．

ここまでのまとめ

☑　運動学習の目標設定のポイント
　①成果が実感できる
　②日常生活動作につなげる
　③短期目標と達成確認を視覚化し共有する

5　自律へ向けた運動学習

対象者の自律を目指すための2つのポイント

　第1章では，「運動学習を通じて，対象者自身が新しい環境に必要な運動学習方法を自分で選択し，それを実行して，結果を自分自身で評価できる知識やスキルを身につけることができれば，療法士に依存せずに，対象者らが新しい環境へ挑戦することができるようになる」ということをお伝えしました．

　このような対象者の「自律」へ向けた運動学習には，「①運動学習内容を具体的に提案する」「②療法士の援助を減らす」という2つのことが重要となります．具体的に解説していきます．

（1）成果が実感できるための運動学習内容を具体的に提案する

　療法士に依存せず，対象者一人ひとりが理解できるような運動学習を提供するためには，

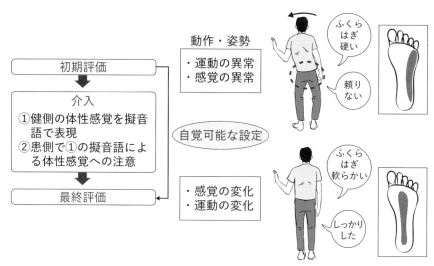

図3-14　介入前後の評価

療法士が介入しなくても，対象者自身が一人で正しい運動学習内容を実践できることが必要となってきます．

　そして，対象者が一人で実践できるだけでなく，その前後で成果を実感できるようになるには，実感できるための具体的な手続きまで落とし込んだ提案をすることが必要になります．療法士が対象者と接するときには，必ず初期評価と最終評価，つまり最初の検査と最後の検査を比較して成果をみるようにと，学校で教わったのではないでしょうか．まず，**図3-14**のように，「介入前後の身体のチェックを対象者自身で実施してみましょう」という提案をしてください．

　（**初期評価**）：はじめに，対象者が今回の運動学習で成果を実感できた姿勢をとってもらいます．例えば立った状態では難しかったものの，立ち上がりならできたという場合には「立ち上がり」の姿勢をとってもらいましょう．そのときに成果を実感できた変化の項目，例えば「筋肉の硬さ」「足の頼りなさ」などといった運動の異常を自覚してもらいます．変化を実感した部分を，リハビリ前に対象者自身に確認してもらうのです．

　また，運動の異常の原因になっている感覚の感じにくさ，つまり「健側と患側の足の裏の感覚を確認すると，患側では○○を感じにくい」といった，体性感覚の異常のチェック方法について対象者が自宅で練習する前に必ず指導しましょう．

　（**介入**）：次に，健側の体性感覚に注意を向けた際のすべての擬音語の種類を確認します．例えば，「健側について，踵から親指にかけての『ジワーッ』『シュワーッ』という感覚を確認してください」と伝えます（**図3-14の①**）．そして，「患側でも同じように『ジワーッ』『シュワーッ』といった同じ擬音語を用いて，体性感覚へ注意を向けてみましょう」と伝えましょう（**図3-14の②**）．このような流れをたどってください．

（最終評価）：最後に，初期評価のときと同じ運動や姿勢を行い，初期評価時よりも体性感覚に変化があることを感じてもらいましょう．例えば「ジワーッ」という感覚を感じやすくなっているか，などです．そして，最初に感じていた「硬さ」や「頼りなさ」といった，動きにくさが変化しているかどうかを確認してもらいます．もし必要であれば文面にして，初期評価，介入，最終評価の具体的な手続きを対象者に伝えます．

　これを実践してもらうことによって，療法士がいなくても対象者が自身で自宅での運動学習をしたことの成果を実感できるようになるでしょう．

（2）療法士の援助を減らす

　対象者が自分で考え，問題解決のできる「自律」へ向けた運動学習（p.5）を進めるためには，徐々に療法士の援助量を減らしていくことが不可欠です．同時に，対象者の思考力を増やす取り組みが重要になってきます．

　図3-15の横軸は，左側が運動学習を学び始めたばかりの状態をあらわし，右側へいくほど，自律した運動学習に近づいていくことを示しています．

　運動学習の初期は，対象者にとって自分の身体のどこに問題があるか，どのような体性感覚に注意が向いていないのか，どのように注意を向ければ自分が変わるのか，まったくわからない状態です．自分では考えつくことができません．ですから，運動学習初期の段階では，対象者自身で考えて問題解決することよりも，療法士がさまざまな言葉かけや難易度設定をするなどして，療法士主導で運動学習を進めることが重要となります．

　療法士がずっと手助けをしていると，対象者はよくなるかもしれませんが，「療法士に言われないと気がつかない」「療法士に言われないとうまく動けない」という状態になりかねません．そうすると，家に帰って実践するとうまくいかなくなる可能性が高くなってしまうので，気をつけたいところです．

　では，どのように指導したらよいでしょうか．ある程度練習に慣れてくると，対象者自身も「なるほど，私の問題は感覚なんだ」「『ジワーッ』というような擬音語を使えば身体

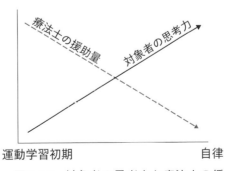

図3-15　対象者の思考力と療法士の援助量の関係

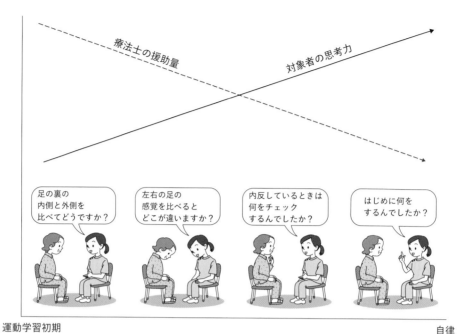

図3-16　自律へ向けた援助の工夫

がよくなるんだ」ということがだんだんとわかってきます．そうなってきたら，徐々に療法士の声かけや指示の量を減らしていくタイミングです．対象者自身に考えてもらい，対象者が自ら問題解決できるような工夫をしていくことが大切なのです．

　例えば，最初は「あなたの足の裏の内側と外側を比べて，どうですか？」「よい側ではベターッとなっていて，悪い側の内側は感覚が薄くはありませんか？」などと聞きますが，慣れてきたら，あえて何も言わないようにしましょう（図3-16）．

　内反の対象者の評価の場面では，「左右の足の感覚を比べて，どこが違うのか自分で確認するのでしたよね？」と言い方を変えていきます．もう少し援助を減らすのであれば，「内反しているときは，何をチェックするんでしたっけ？」と聞くことで，対象者の頭の中では「いままで先生に言われたことは，感覚のことだったな」と記憶の引き出しを開けて，「そう言えば，こうやるんだった」と考える癖がついていきます．

　介入の具体例としては，例えば足の内側が感じにくいのであれば，最初のうちは，「よい側で，カタカナで表現してください．そのうえで，悪い側をカタカナで表現してください」などと言っていたのを，「悪い側で感覚を意識するには，どうすればよかったですか？」「何を参考にするのでしたか？」というふうにヒントを減らしていきます．

　そうすると，対象者自ら「そういえば，よい側を確認するんだったな」「カタカナを使うんだったかな」という形で考えられるようになっていくのです．

　どれだけ言葉を減らしていくと有効かは人それぞれ異なるので，明確な答えはありませ

ん．意識的に少しずつ言葉を減らし，最終的には，対象者が困っているときに「私はあえて何も言いませんが，こういうときはどうするんでしたか？」というトレーニングを続けることで，対象者が自己解決できるようになっていきます．対象者が自分で身体をチェックし，評価をして，自分で介入する思考力が身についてくれば，療法士がいなくても自ら考えられるようになります．やがて新たな環境に身を置いても，自分で解決できるようになっていくでしょう．

このように，自律へ向けた運動学習を進めるためには，徐々に療法士の援助量を減らし，対象者の思考力を増やせるよう促す姿勢が求められるのです．

ここまでのまとめ

☑ 自律を獲得する運動学習のために
①介入前後の身体チェック（評価）を対象者自身で実施できるように導く
②療法士の援助量を減らし対象者の思考力を増やす

〔文献〕

1) Morioka S, et al：Influence of perceptual learning on standing posture balance：repeated training for hardness discrimination of foot sole. *Gait & Posture* 20：36-40, 2004
2) Morioka S, et al：Effects of plantar hardness discrimination training on standing postural balance in the elderly：a randomized controlled trial. *Clin Rehabil* 23：483-491, 2009
3) Morioka S, et al：Effects of perceptual learning exercises on standing balance using a hardness discrimination task in hemiplegic patients following stroke：a randomized controlled pilot trial. *Clin Rehabil* 17：600-607, 2003

第4章

事例を通した評価・介入と仮説検証

第**4**章 事例を通した評価・介入と仮説検証

● 本章のエッセンス ●

・具体的な事例を取り上げ，動きの評価・介入と仮説検証の方法について解説し
ていきます．

1 対話に基づく運動学習の具体例
—中枢疾患編

　本章では，上肢編・下肢編に分けて，全13症例について第3章で解説した「評価」と「介
入」の仮説検証作業を具体的に行っていきます．

1．痙性により緊張が高く肘関節を伸展できない症例

（1）初期評価

　肘が緊張して曲がっている，または屈曲したままになっている対象者は，上腕二頭筋の
緊張が高くなっている状態です．ほかにも四肢や肩の緊張も観察されますが，今回は主に
肘関節に着目して評価を進めていきます．その状態で，健側で他動的に患側の肘関節を伸
展させようとすると，上腕二頭筋の筋緊張亢進とともに，肩甲骨外転や体幹前傾の代償運
動がみられることが多くあります（**図4-1-②**）．

> ・**筋緊張**：上腕二頭筋亢進
> ・**姿　勢**：肘関節伸展不十分，肩甲骨外転，体幹前傾

　まず，肘関節についての体性感覚の引き算を行います．療法士自身が肘を伸ばしてから
緩ませ，そのときの肘の動く感覚を確認しましょう（**図4-1-③**）．おそらく，肘の内側が
開く感じがあるのではないでしょうか．ところが，対象者の真似をしてみると，腕を無理
やりグーッと伸ばしていることがわかります（**図4-1-④**）．力こぶのあたりをグッグッグッ
グッと力んだまま，伸ばしている人が多いのです．次に**図4-1-③**から④の感覚を引き算

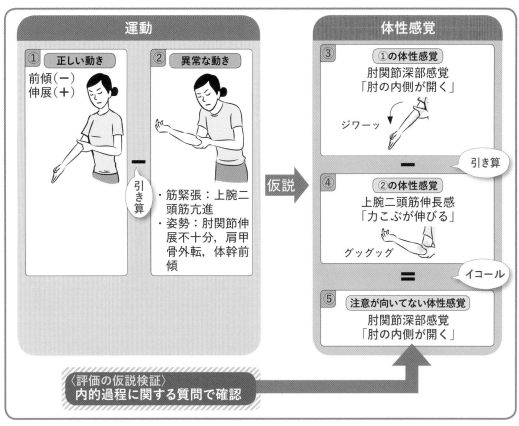

図4-1　痙性により緊張が高く肘関節を伸展できない症例

してみましょう．力んでしまうことや，力こぶが伸ばされることに意識が向いてしまい，肘の内側が開く感覚に注意が向いていない可能性が高い，という仮説を立てることができます．

　ここまでが評価の仮説になります．

（2）評価の仮説検証

　評価の仮説が立ったら，対象者に内的過程に関する質問をします．「肘を伸ばすときに，どこが感じますか？」と確認してみてください．「力こぶのあたりが伸びている気がする」という答えが返ってくるかもしれません．その場合，肘関節や深部感覚に注意が向いていないということになります．

　ここまでわかると，ある程度，評価の仮説検証作業ができたということです．

（3）介入

　次は介入方法について解説していきます．

　最初に，健側で確認することが大切なポイントです．肘の内側がジワーッと開く感覚を参考に，患側でも力こぶではなく肘の内側がジワーッと開くように，健側の手でゆっくり

伸ばすように意識してもらいます．動かすときには擬音語を使いましょう．具体的には，「私の場合は，肘の内側がジワーッと開く感覚があるのですが，○○さん（対象者）はどのような感じがしますか？」といった声かけをしてみてください．

（4）最終評価

対象者から「肘の内側が開くように感じられた」「上腕二頭筋が緩んだ」という発言が得られるとともに，上腕二頭筋の筋緊張低下や肘関節伸展増加，肩甲骨外転・体幹前傾の減少が観察されれば，介入の仮説が検証されたということになります．変化が見受けられた場合は，正しく注意を向けられるように介入できたというサインです．

> ・**筋緊張**：上腕二頭筋低下
> ・**姿　勢**：肘関節伸展増加，肩甲骨外転と体幹前傾の減少

2．患側の上肢を机に置くと滑り落ちてしまう症例

（1）初期評価

健側で他動的に，患側の手を机に置くと滑り落ちてしまうケースの場合，実は，手を机に置いた瞬間ではなく，手を机に移動させるまでの空中での動きに注意を向けることが大切です．

対象者が，健側で他動的に患側の手を机の上に置く動きを観察してみましょう．上腕二頭筋や広背筋の緊張が高いことに気づくのではないでしょうか．同時に，肘関節伸展と肩関節屈曲が十分に起こらず，その代償運動として体幹が前傾してしまうかもしれませんので，注意深く見てみてください（**図4-2-②**）．その状態で患側の手を机の上に置くと，「滑り落ちそう」と発言するでしょう．

> ・**筋緊張**：上腕二頭筋・広背筋・手指屈曲筋亢進など
> ・**姿　勢**：肘関節伸展・肩関節屈曲不十分，体幹前傾

次に療法士自身が動かしてみたときは，どんな感覚があるのかを確認します（**図4-2-③**）．手を持ち上げるときは肘が曲がり，肘の内側がくっついている感覚，手を机に置くときは肘と脇がパカッと開く感覚がありませんか．

ここから図4-2-③から④を引き算をしていきましょう．対象者の真似をすると，無理やり伸ばしながら（**図4-2-④**），身体が前にお辞儀する動きになります．このとき，肘と脇がパカッと開く感じはなく，無理やりグーッと伸ばされるように感じるのではないでしょうか．このように体性感覚の引き算をすると，肩関節と肘の深部感覚に注意が向いていな

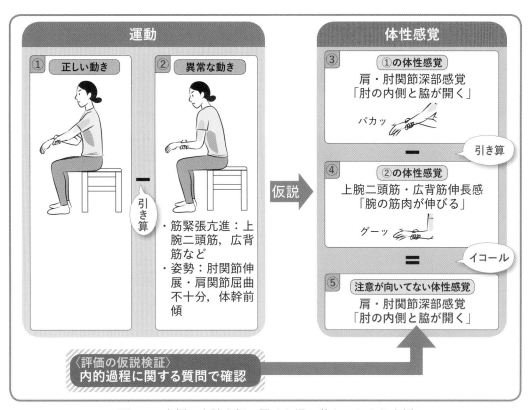

図4-2　患側の上肢を机に置くと滑り落ちてしまう症例

い（**図4-2-⑤**）という評価の仮説が立ちます.

（2）評価の仮説検証

　評価の仮説が立ったら，対象者の内的過程に関する質問をします.「手を置くときに，どこが動いていますか？」「どこが伸びている感じがしますか？」と聞いてみると，「肩まわりがギューッとなるんだよ」という答えが返ってくることが多く，脇や肘の内側が開くことに関する答えではない可能性が高いでしょう.脇や肘の内側に注意が向いていないということがわかれば，ある程度，評価の仮説検証作業ができたことになります.

（3）介入

　介入のポイントはまず健側で行い，擬音語を使うということです.対象者に健側で手を机に置く運動のとき，脇と肘にどのような感覚があるか，カタカナで表現してもらいます.「脇と肘の内側がパカッと開く感覚がありますね」という言葉が引き出せたら，患側でもパカッと開く感覚になるように意識してもらいましょう.このように声かけをすることが介入です.

（4）最終評価

　仮説が検証されたかどうかは対象者の発言を確認します.「さっきと比べて，脇や肘が

開く感じがする」「滑り落ちにくくなった」といった発言があることと同時に，上腕二頭筋・広背筋・手指屈曲筋の筋緊張低下や，肘関節伸展・肩関節屈曲の増加，体幹前傾の減少というような運動の変化が確認された場合は，介入の仮説検証作業がある程度検証されたというサインです．

・**筋緊張**：上腕二頭筋・広背筋・手指屈曲筋低下
・**姿　勢**：肘関節伸展・肩関節屈曲の増加，体幹前傾の減少

3. 随意性は高いが手指の緊張が高く巧緻動作が困難な症例

（1）初期評価

　巧緻動作とは手で行う細かい運動のことです．例えば，ペンで書く，スプーンで食べる，何か小さいものを持つといった動きのことをいいます．巧緻動作には指だけではなく，手首などのさまざまな感覚が関わってきますが，今回は，特に重要な手のひらや指の触圧覚に着目して解説していきます．

　スプーンを持つ手を例にとります（**図4-3**）．スプーンを握るとき，対象者の多くは，握る筋肉である手指屈曲筋をとても強く働かせる傾向にあります．頑張って握るので腕全体が力んでしまいます．その状態でスプーンを口元に移動させると，手関節掌屈や肘関節屈曲がみられず，肩甲骨挙上の代償動作がみられることがあります（**図4-3-②**）．

・**筋緊張**：手指屈曲筋・僧帽筋亢進など
・**姿　勢**：手関節掌屈・肘関節屈曲不十分，肩甲骨挙上

　この運動の背景にどんな原因があるか，仮説を立てて検証していきます．スプーンを持つときに，正常な感覚では頑張って持つのではなく，指の腹でソフトにモチッと触れているのがわかります（**図4-3-③**）．

　次に，対象者の真似をすると感覚はどうなるでしょう（**図4-3-④**）．モチッとやさしく持つという感覚ではなく，痛いぐらいに強く握っているのを感じるのではないでしょうか．このように引き算をすると，指の腹にソフトにモチッと触れる感覚（**図4-3-⑤**）が，感じられていないのではないかという評価の仮説が立ちます．

（2）評価の仮説検証

　このような状態の対象者に対して，内的過程に関する質問で確認を行います．「どんな感じがしますか？」「どこで持っていますか？」と質問した結果，「落とさないように，頑張って無理やり持っているんだよ」などの返答があるかもしれません．その場合は力んで

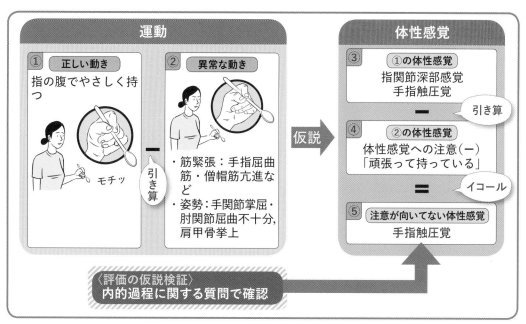

図4-3　手指の緊張が高く巧緻動作が困難な症例

持っているので，指の腹のモチッとする感覚には注意が向いていない可能性が高いということです．

　ここまでわかれば，評価の仮説検証作業ができたということになります．

（3）介入

　次に介入方法のポイントを解説します．

　まず，健側で同じようにスプーンを持ち，触れている感覚をカタカナで表現してもらいましょう．頑張らずに「ピタッ」「モチッ」と持っている感覚を健側で学習してもらったら，患側でも「ピタッ」「モチッ」と持つ感覚を意識してもらうように声かけをします．

（4）最終評価

　仮説が検証されたかどうかは，対象者が感じた言葉と運動の観察から確認していきましょう．「いまならモチッと持っている感覚があるよ」といった言葉があることと，同時に頑張って持っていた手指屈曲筋の緊張の低下，スプーンを口元に移動させるときの手関節掌屈や肘関節屈曲の増加，肩甲骨挙上の減少というような運動の変化が確認された場合は，介入の仮説がうまくいっているというサインです．

> ・**筋緊張**：手指屈曲筋・僧帽筋低下
> ・**姿　勢**：手関節掌屈・肘関節屈曲の増加，肩甲骨挙上の減少

4. 食事動作での食器を把持できない症例

（1）初期評価

　食器を把持する動作には，手指のほか，手首，前腕，肘などのさまざまな感覚が関わってきますが，今回は特に重要な手のひらや指の触圧覚と肘関節深部感覚を例に挙げて，解説していきます．

　はじめに，対象者が食器を持っている様子を観察します．スプーンを持つときと一緒で，落とさないように無理やり力んで，指にガーッと力が入っている人がとても多く見受けられます．これは，各指関節が屈曲し，手指屈曲筋の曲げるほうの筋肉が過剰に働いている状態です．その状態で食器を持ち上げると，肘関節屈曲がみられず，肩甲骨挙上の代償動作がみられることがあります（図4-4-②）．この状態が改善していたら，評価・介入がうまくいっているサインです．

> ・筋緊張：手指屈曲筋・僧帽筋・上腕三頭筋亢進など
> ・姿　勢：各指関節屈曲・肘関節屈曲不十分，肩甲骨挙上

　まず自分だったらどんなふうに持っているかを，確認します（図4-4-③）．自然に持つときは，おそらく指の腹や手のひら全体でモチッとやさしく，面で触れていませんか．また，食器を口元へ運ぶときには，肘の内側がくっついている感覚がありますよね．次に対象者の真似をして（図4-4-④），体性感覚の引き算をします．グーッと力んで頑張って持っているので，腕全体的に力んだ感じがするのではないでしょうか．また指先だけで触れているので，接触面積も減るでしょう．頑張って持つと，手のひらの感覚は触れている感じがすることを確認できるはずです．そして，肘関節を屈曲せずに肩甲骨を挙上することで，食器を口元へ運んでいることがわかります．

　図4-4-⑤のように引き算をすると，指の腹や手のひらの触れている感じや触圧覚，そして肘関節の深部感覚に注意が向いていないという評価の仮説が立ちます．

（2）評価の仮説検証

　この状態を内的過程に関する質問で確認し，裏づけをとっていきましょう．具体的には，「お皿を持っているときに，何に気をつけていますか？」「手のどこで持っていますか？」「お皿を口元に運ぶときに，どこを動かしていますか？」と質問してみます．正常な状態では，手のひら全体で持っているという感覚と，肘関節が曲がっている感覚があるものです．ところが，対象者の多くは「落とさないように，すごく力んで持っている」「指先でグーッと持っている」「腕全体で持ち上げている」と，手のひらや指の腹のこと，そして肘関節

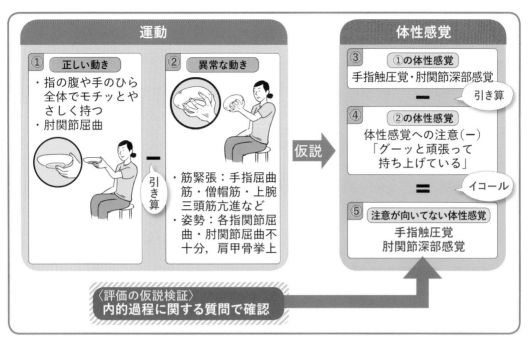

図4-4　食事動作での食器を把持できない症例

について言及しません．つまり，そこへの注意が向いていないという可能性が高いのです．

　ここまでいけば，評価の仮説検証作業がある程度できたということになります．

（3）介入

　次に介入をしていきます．

　健側で実際に持ってみたときの感覚を，カタカナで表現してもらいましょう．そして，指先だけでなく，手のひら全体でモチッと，やさしく触れている感覚があることを学習してもらいます．さらに食器を口元に運ぶときに肘にどのような感覚があるか，カタカナで表現してもらいます．「肘の内側が折れてくっついてくる感覚」を意識してもらい，患側でも同様の感覚を意識するように声かけしましょう．

（4）最終評価

　介入の仮説が検証されたかどうかを確認するには，対象者から「手のひらの感覚がいまは感じられる」「お皿を持ち上げるときは，肘の内側が折れてくっついてくる感覚があります」という言葉を確認でき，それと同時に手指屈曲筋の緊張低下と各指関節屈曲の減少，食器を持ち上げるときの肘関節屈曲の増加，肩甲骨挙上の減少というような運動の変化が確認された場合は，介入の仮説が検証されたというサインです．運動の変化としては力みがやわらぎ，やさしく持っている感じがあること，グーッと曲げて持っていた指が緩んで，全体で持っていることなどに着目してみてください．

> ・**筋緊張**：手指屈曲筋・僧帽筋・上腕三頭筋低下など
>
> ・**姿　勢**：各指関節屈曲の減少，肘関節屈曲の増加，肩甲骨挙上の減少

5. 内反足が強い症例

＜歩行＞

（1）初期評価

　ここでは「歩行」の評価と介入について，難易度の高いものから解説していきます．

　まず，内反している対象者がいるとします．**図4-5-②**のイラストのように骨盤が外側へ偏位していたり，足関節が内反している状態です．この状態を確認するのと同時に，筋肉の緊張が高い場所，低い場所がどこなのかを観察しましょう．

> ・**筋緊張**：下腿三頭筋亢進，中殿筋低下
>
> ・**姿　勢**：足関節内反，骨盤外側偏位，健側へ体幹側屈

　ここで，評価の仮説検証作業のために体性感覚の引き算を行います．まずは普通に立ったときには，足の裏全体で，重心の少し外側で身体を支えています（**図4-5-③**）．そして内反の真似をすると体重が外側に偏っていることがわかります（**図4-5-④**）．このように引き算をすると，足の裏の内側が感じられていない（**図4-5-⑤**）という，評価の仮説を立てることができます．

（2）評価の仮説検証

　この状態の対象者に対して，内的過程に関する質問で確認を行いましょう．具体的に行うのは，「足の裏はどう感じますか？」という質問で確認することです．その結果，足の裏の内側の感覚が薄いということがわかれば，評価の仮説検証作業がある程度できたということになります．

（3）介入

　ポイントは最初から患側の足で行うのではなく，健側で，同じように支える場面を行うことです．動かすときには擬音語を使います．「私の場合は足の裏全体がジワーッと感じるのですが，あなたの場合はどうですか？」と質問し，それに対して「私の場合もジワーッという感じかな」となれば，次に「麻痺している側の足の裏の内側も，ジワーッとする感じがあるか，注意して探してみてください」という声かけをします．これが介入になります．

（4）最終評価

　仮説が検証されたかどうかを確認する方法は，まずは対象者自身が感じられたかどうか

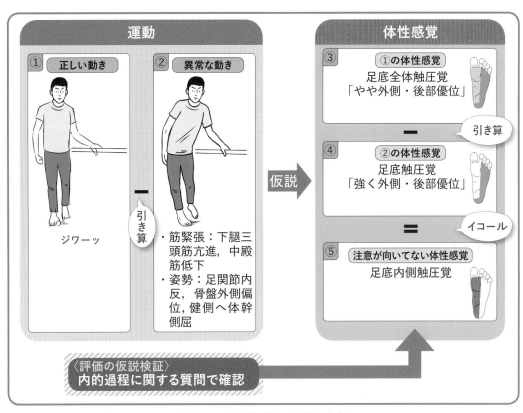

図4-5　内反足が強い症例―歩行

を言葉で確認することです．そして，目的としていた内反や筋緊張の症状の改善がされているかどうかを確認します．変化が出ている場合はうまくいっているサインです．

・**筋緊張**：下腿三頭筋低下，中殿筋向上
・**姿　勢**：足関節内反・骨盤外側偏位・健側への体幹側屈の減少

<起立>

（1）初期評価

　歩行において，いろいろ声かけをしてみたけれども変わらなかったという場合はどうしたらいいでしょうか．その場合，まずは難易度を下げてみましょう．今回は試しに「起立（立ち上がり）」というところまで，レベルを下げた例について解説します．

　ここでのポイントは，基本的に立った姿勢と似たような感じ方になっている対象者が多いということです．立った姿勢で足の裏の内側の感覚が薄い人は，立ち上がるときも足の裏の内側が薄い傾向にあります．このような予測を立てていくと，わかりやすいかと思います．

　この対象者の場合，右側に麻痺があるために健側である左側へ傾いてしまっています．

そして，患側の膝が外へ開き，ややガニ股気味になっていることが**図4-6-②**からもわかりますね．同時に，何カ所か筋緊張があるとします．

> ・**筋緊張**：下腿三頭筋・ハムストリングス亢進
> ・**姿　勢**：足関節内反，股関節外転外旋，健側への体幹側屈

（2）評価の仮説検証

ここで評価の仮説検証のために体性感覚の引き算をします．

まず，正常な立ち上がりは身体がまっすぐであり（**図4-6-①**），股関節，大腿部の外旋はありません．第3章で，地面と接している部分が一番重要であるという話をしました（p.34参照）．まっすぐに座っているときは殿部，お辞儀をするときは大腿の裏，もっとお辞儀をすると足の裏へ，左右均等に，広くジワーッと重みが移り変わっていくのがわかります（**図4-6-③**）．そこから体性感覚の引き算をしましょう．

対象者の真似をしていくとどうなるのかというと，身体を傾けた時点で患側の殿部が薄くなる（**図4-6-④**）のがほとんどです．それに加えてガニ股になると，殿部と大腿の外側は地面についている一方で，内側が薄い感覚になります．同時に，足の裏も親指の側が浮いてしまうのがわかります．このように引き算をすると，特に殿部と大腿，足の裏の内側が薄いという仮説が立ちます（**図4-6-⑤**）．

次にこの状態の対象者に対して，内的過程に関する質問で確認を行います．対象者から，殿部，大腿，足の裏の内側の薄さに気づく発言があった場合，評価の仮説検証作業がある程度できたということになります．

（3）介入

起立の介入についても触れておきましょう．

ポイントは健側で擬音を使うことですから，対象者が立ち上がりでお辞儀をするときの，健側の殿部，大腿，足の裏の重みが移り変わっていく感覚を，カタカナで表現すればどうなるのか質問します．健側で「グッという感じではなくて，スーッのジワーッという感じかな」という言葉を引き出せたとします．今度は患側の殿部と大腿，足の裏の内側が「スーッ」「ジワーッ」といったカタカナになるように感じられるよう確認してもらいます．

このような手順で立ち上がりの介入をしてみてください．

（4）最終評価

介入の結果，対象者が大腿，足の裏の内側を感じやすいといえるかどうか，そして身体の傾きや足の開き，内反もよくなっているかどうかといったことを確認しましょう．介入の結果，運動に変化が出てきたとしたら，それはうまくいっているというサインです．

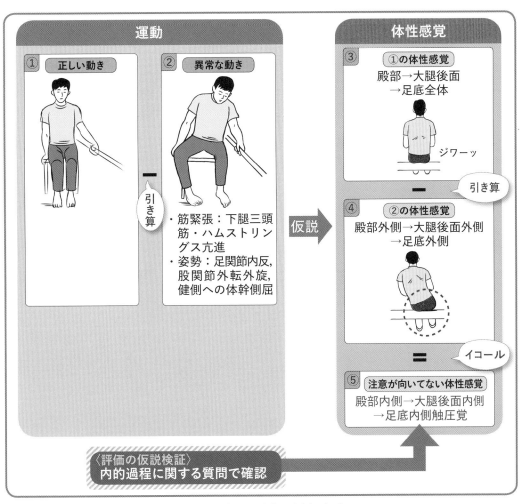

図4-6　内反足が強い症例―起立

> ・**筋緊張**：下腿三頭筋・ハムストリングス低下
> ・**姿　勢**：足関節内反・股関節外転外旋・健側への体幹側屈の減少

　詳しく説明をするのはここまでとしますが，もしうまくいっていない場合は，より難易度の低い「座位」に戻りましょう．もしうまくいけば，次に難易度を上げて「歩行」に取り組んだときにもうまくいく可能性があります．

＜日常生活につながる目標設定＞

　ここでは，「歩行では内反がすぐに治らなかったけれども，難易度を下げて立ち上がりを行ったところ，変化がみられた」という例について解説していますが，日常生活の中で立ち上がる場面を1つずつチェックし，それぞれに関する具体的なやり方を確認したり，

目標設定を「見える化」したりする作業を，丁寧に行っていくことがポイントとなります．

6. 荷重時に膝折れがみられる症例

(1) 初期評価

膝折れしている人は，膝がガクンと屈曲している状態になっています．おそらく，ハムストリングス，下腿三頭筋，足趾屈筋といったところの筋緊張が，亢進されていることによるものでしょう（図4-7-②）．

> ・**筋緊張**：下腿三頭筋・ハムストリングス・足趾屈筋亢進，大腿四頭筋低下
> ・**姿　勢**：股関節・膝関節屈曲，足関節背屈，各足趾関節屈曲

その原因となっている体性感覚を知るために引き算をしていきます．正しい体重の乗せ方をしてみると，内反のときと同じように足の裏全体で体重を支え，まっすぐ立ったときは少し外寄りの，少し後ろ寄りで体重を支えていることがわかるはずです（図4-7-③）．次に膝折れの真似をしてみるとどうなるでしょうか．膝をガクンと曲げて足の裏の状況を確認すると，外側寄りではありますが，かなりつま先にガーッと体重がかかりませんか（図4-7-④）．図4-7-③から④を引き算すると，踵の部分が感じられていないだろうという評価の仮説が立ちます（図4-7-⑤）．

(2) 評価の仮説検証

膝が折れて支えている状態の対象者に，内的過程に関する質問で確認を行います．「足の裏はどこで体重を感じますか？　どこで支えていますか？」という質問をすると，まったく足の裏のことには触れずに「膝！」と言う人もいます．つまり，足の裏に注意が向いていないということですね．または「つま先かな？」という答えが返ってきた場合は，踵には注意が向いていないということがわかります．

ここまでわかると，評価の仮説検証作業がある程度できたということになります．

(3) 介入

介入方法としては健側で膝折れしない支え方をしてもらい，このとき，特に踵はどんな感じがするかを，カタカナで表現してもらいましょう．まっすぐ乗っている状態では，踵にグーッと体重が乗ってから，足の裏全体でジワーッと支える感じがあるはずです．それを確認したら，「麻痺側でも同じように，踵にグーッと体重を乗せてから，足の裏全体でジワーッと支える感じがあるか，感覚を探してみてください」と声をかけます．これが介入になります．

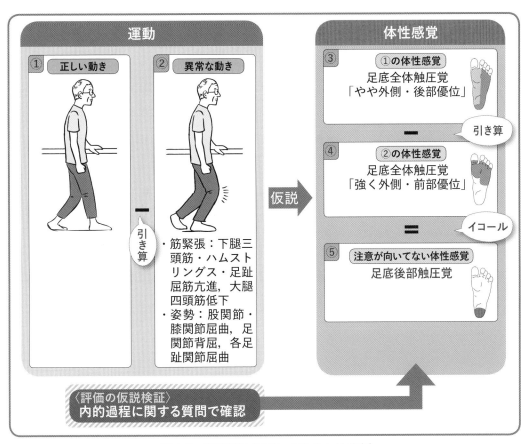

図4-7　荷重時に膝折れがみられる症例

（4）最終評価

　介入の仮説が検証されたかどうかを確認するには，対象者から「いまだったら，踵がジワーッとくる」「踵がグーッと，全体がジワーッとする感じがする」というような発言があることが1つと，それと同時に，最初に観察された，膝が折れる感じやハムストリングス，下腿三頭筋，足趾屈筋が緊張してしまうという症状が改善されれば，介入の仮説が検証されたというサインです．

> ・**筋緊張**：下腿三頭筋・ハムストリングス・足趾屈筋低下，大腿四頭筋向上
> ・**姿　勢**：股関節・膝関節屈曲，足関節背屈，各足趾関節屈曲の減少

　ここで，もしうまくいっていなかった場合は，内反のケースと同じように難易度を下げた「起立」の動作に戻りましょう（p.63）．一度戻って運動学習を進めるとうまくいく可能性もあります．

7. 歩行立脚時に反張膝がみられる症例

(1) 初期評価

　反張膝や膝折れ，内反は，脳卒中の人に多い症状です．反張膝という症状が起きている対象者の場合，膝が反り返って腰が引けていたり，骨盤が回旋してしまっていたりすることもあります．このとき，ハムストリングス，下腿三頭筋の筋緊張が亢進していることが観察できます（**図4-8-②**）．

　こういった症状が，リハビリ後に改善されていればうまくいっているサインです．

> ・**筋緊張**：下腿三頭筋・ハムストリングス亢進，大殿筋低下
> ・**姿　勢**：患側への骨盤回旋，股関節屈曲，膝関節過伸展

　では，原因となる体性感覚を知るための引き算をしていきましょう．まずは，膝折れしない体重の乗せ方を，療法士自身が行います．（**図4-8-③**）．踵にグーッと乗って，足の裏全体に体重が乗っていることが確認できるはずです．このときに，立脚中期でまっすぐ支えたときは，やや外側で，踵の後部を優位に支えている状態です．

　次に反張膝の真似をしてみましょう．足の裏がどうなっているかを確認すると，踵ばかりで支えている感じがあるのではないかと予測できます（**図4-8-④**）．**図4-8-③**から④を引き算することで，この状態の対象者は，足底の前部のつま先がうまく感じられていないのではないかという仮説が立ちます（**図4-8-⑤**）．ここまでが評価の仮説になります．

(2) 評価の仮説検証

　仮説を検証していくために，内的過程に関する質問で確認をしていきます．反張膝が起きている対象者に，「足の裏はどこで体重を感じますか？　どこで支えていますか？」という質問をすると，足の裏の感覚にまったく触れない人もいれば，足の裏全体の感覚もあるようですが「やっぱり踵で支えているよね」と答える人もいます．このように裏づけがとれたことで，評価の仮説検証作業がある程度できたということになります．

(3) 介入

　介入のポイントはまず，健側で同じ動きを行い，カタカナの擬音語で動きを表現することです．健側で，正しい支え方をしたときの，足の裏の体重のかけ方を「踵から全体にジワーッと感じる」というような表現を引き出せたら，今度は患側でも，踵から全体にジワーッという感覚を意識してもらうように声をかけましょう．

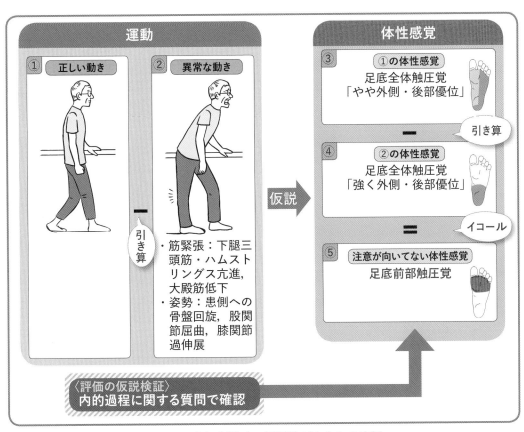

図4-8　歩行立脚時に反張膝がみられる症例

（4）最終評価

　介入の仮説が検証されたかどうか確認する方法は，対象者から「いまだったら踵だけでなく，つま先もジワーッと支えている感じがあるよ」というような発言があることです．それと同時に，最初に観察されていた，膝が反り返ったり，腰が引けたりする状況の改善に加え，筋緊張が高かった下腿三頭筋やハムストリングスの筋緊張が落ちついている，という症状がみられた場合はうまくいっているというサインになります．

> ・**筋緊張**：下腿三頭筋・ハムストリングス低下，大殿筋向上
> ・**姿　勢**：患側への骨盤回旋・股関節屈曲・膝関節過伸展の減少

　うまくいっていない場合は，内反のケースと同じように，より簡単な「起立」「立ち上がり」から運動学習を進めると効果が出やすくなるでしょう．

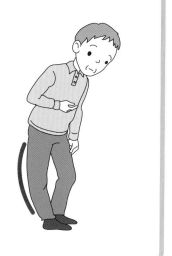

コラム
〜歩行速度が改善しない症例〜

　歩行速度が改善しない人の場合，どのようなところに問題が生じているのでしょうか．実は，速度が改善されないのは，速く歩く練習ばかりしているケースがほとんどです．ところが，実際に分析してみると，これまでに挙げた内反や膝折れ，反張膝の症状は，ゆっくり歩いているときから，すでに起こっている可能性が高いことがわかります．

　ですから，症状が出ているままの状態で速く歩く練習をするのではなく，まずは難易度を下げてゆっくり歩く練習が大事です．ゆっくり歩く練習の中で，内反や膝折れ，反張膝を解決する運動学習を進めていくほうが有効的で，効果が高くなります．

　慣れてきたら，だんだん歩行速度を上げていくようにしましょう．内反や膝折れ，反張膝の症状が出ない速度で歩き，徐々に速くしていくほうが，結果として，速く歩けるようになったり，歩行速度の改善につながることが多いです．

2 対話に基づく運動学習の具体例 ―整形疾患編

1．変形性膝関節症および変形性足関節症に対する症例

　日本において，変形性膝関節症は内反変形（O脚）する人が多いといわれています．これは正座や胡座などの生活様式によるものや，高齢者人口の増加により，日本では二次性の内反型変形性足関節症の比率が多いとの指摘があります[1]．ここでは，内反変形（O脚）を例に説明していきましょう．

（1）初期評価

　膝関節が内反変形している対象者の場合，おそらく，図4-9-②のイラストのように腰が外に出ていたり，膝が外にO脚になっていたりすることが観察されるでしょう．同時に筋肉の筋緊張を検査すると，筋緊張の高いところや低いところが確認できるはずです．その原因となる体性感覚の問題を引き算して仮説を立てていきます．

> ・**筋緊張**：大腿筋膜張筋・ハムストリングス亢進など
> ・**姿　勢**：O脚（膝内反），骨盤外側偏位，健側への体幹側屈

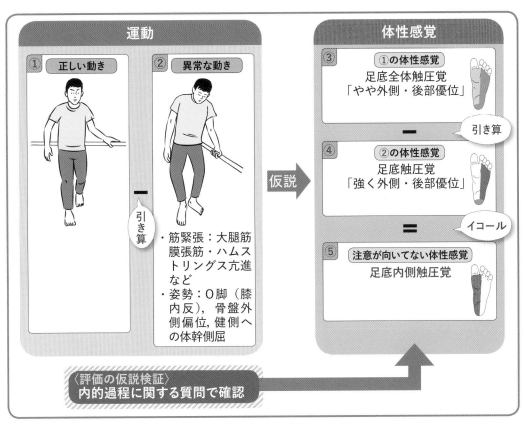

図4-9　内反変形（O脚）の症例

　まずは内反変形せず，まっすぐ支えて立ったときの感覚を療法士自身が確認します（**図4-9-③**）．踵から足の裏全体で，少し外寄りの，踵寄りで支えていることがわかります．そして，腰を外に出して，膝をあえてO脚にして真似をすると，非常に外側，かつ小指ばかりで支えているのが確認できるでしょう（**図4-9-④**）．**図4-9-③**から④を引き算すると，O脚の人は足底の内側が正しく感じられていない，注意が向いていないという評価の仮説が立ちます．

（2）評価の仮説検証

　この状態を検証するために内的過程に関する質問を行っていきます．具体的な質問としては，「支えているときに，足のどこで支えていますか？」「足の裏はどこで体重を感じますか？」と聞いてみるとよいでしょう．おそらく膝の痛い人の多くは「膝の上で力んでいる」と反応し，膝については触れても，足の裏のことには考えが及んでいないケースが多いのではないでしょうか．たとえ足の裏の感覚に触れたとしても，「小指側でグーッと支えているかな」という人が多く，足底の内側に注意が向いていないという評価の仮説が，ある程度検証されたということになります．

（3）介入

　O脚の人は両足が悪くなっている人が多いのですが，ここでは片方が悪い人のケースを取り上げます．まずは，健側でO脚にならない支え方をしたときの，足裏の内側の感覚をカタカナで表現してもらいましょう．「踵全体がグーッとなって，足のつま先全体がジワーッと支えている」ということを確認します．次に，患側でも「踵全体がグーッとなって，足のつま先全体がジワーッと支えている感覚を探してみましょう」と，意識が向くように声をかけます．

　ここまでが介入です．

（4）最終評価

　介入の仮説が検証されたことを確認するには，対象者からの言葉に「小指側ばかりだった感覚が，いまだったら踵も親指側も感じる」といった内容が含まれていることや，目的としていたO脚の症状や腰が外に逃げてしまう症状が少しでも改善していれば，介入の仮説が検証されたというサインになります．

> ・**筋緊張**：大腿筋膜張筋・ハムストリングス低下など
> ・**姿　勢**：O脚（膝内反）・骨盤外側偏位・健側への体幹側屈の減少

2．人工骨頭置換術後の症例

　人工骨頭置換術をした対象者の場合，もちろん歩行の問題がたくさんあるのですが，実は歩行の運動学習の前に，より難易度の低い「座位」や「立ち上がり」から問題が起こっていることがほとんどです．ここでは，問題となる「立ち上がり」にフォーカスして説明をしていきます．

（1）初期評価

　図4-10-②のイラストのように，股関節を手術している人は殿部を手術したようなものですから，座っていると痛みがあり，傷のない側に傾いています．その場合，ほとんどの人は立ち上がろうとするときに，傷のない側に傾いたまま立とうとします．この姿勢の観察とともに筋肉の状態を確認すると，筋緊張が高いところと低いところがあるのが，わかるのではないでしょうか．この傾く症状や筋緊張の状態が改善していれば，うまくいっているサインです．

> ・**筋緊張**：大腿筋膜張筋・ハムストリングス亢進など
> ・**姿　勢**：股関節外転外旋，健側への体幹側屈

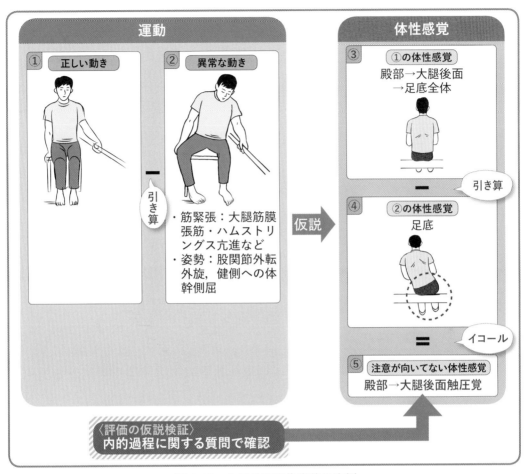

図4-10　人工骨頭置換術後の症例

　原因となる体性感覚の問題を引き算を通じて評価していきます.「立ち上がり」の屈曲相を療法士自身で行ってみます. まっすぐ傾かず, 力まずにお辞儀をしてみると, 座っているときは殿部に体重がかかって, 少しお辞儀をすると大腿の裏に体重がかかり, もっとお辞儀をするとはじめて足の裏に体重がかかるでしょう. これが正しい感じ方になります(図4-10-③).

　次に対象者の真似をします. 身体が傾き, 足も力んだ状態でお辞儀をすると, 足の裏でしか支えられないのではないでしょうか（図4-10-④）. 傾いた瞬間に殿部と大腿が浮いてしまうので, そのままお辞儀をすると足の裏しか感じないのです. 図4-10-③で感じられていたけれど, 図4-10-④では感じられていないところを引き算してみると, 患側の殿部や大腿の裏の触圧覚を感じられていない, という評価の仮説が立ちます（図4-10-⑤）.

(2) 評価の仮説検証

　次に, 評価の仮説検証するために内的過程に関する質問をします. 健側に傾きながら,

立とうとしている状態の対象者に，「お辞儀をするときはどこで支えていますか？」「重心移動や体重移動はどこで感じますか？」と聞いても，おそらく殿部や大腿のことに関する言葉は出てこないでしょう．つまり，注意が向いていないということです．もし，殿部や大腿に関して発言があったとしても，「足やつま先でグーッと踏ん張っている」「太ももでガーッと力を入れている」と言われるのではないでしょうか．このことから大腿や殿部の裏の感覚には注意が向いていないという，評価の仮説がある程度検証されたということになります．

（3）介入

　対象者の身体が傾いていてもいいので，お辞儀をするときの，健側の殿部から大腿，足の裏に重心が移動するときの感覚をカタカナで表現してもらいます．「殿部がグーッで，大腿がジワーッとなって殿部が軽くなりながら，足の裏にジワーッと乗る」ということが確認できるはずです．その後，その感覚を患側でもカタカナで表現しながら，意識してもらうように声かけをすることが介入になります．

 現場でのワンポイント3　　〜下肢整形疾患に共通するポイント〜

　変形性膝関節症および変形性足関節症，そして人工骨頭置換術術後などの下肢整形疾患に共通している問題として，歩行だけではなく，立位や立ち上がりから筋緊張の異常や痛みが生じていることが挙げられます．上記のように立位や立ち上がりの運動学習を進めても変化が出ない場合，共通したポイントがあります．

　下肢整形疾患においては，座位の運動学習から進めることが重要です．立位や立ち上がりにおいて，足底や殿部・大腿の触圧覚に注意を向けても筋緊張の異常や痛みの変化が認められない場合，「注意の方向性は正しいが，運動の難易度が高すぎるので，体性感覚に正しく注意を向けることができていない」と捉えます（第2章「難易度を設定する際に気をつけたいこと」，p.26参照）．つまり，「立位」や「立ち上がり」より難易度を下げた「座位」の運動学習から進めましょう．

　座位姿勢を観察すると，患側に痛みがあった影響などから健側に偏っているのではないでしょうか．いまは患側の痛みがないとしても，「手術直後に痛かった頃の癖」が残ってしまっている方もいます．そのようなときは，患側の殿部の触圧覚を注意して，座位姿勢の改善を目指しましょう．もし，座位姿勢が改善した後であれば，さっきまでうまくいかなかった難易度の高い「立位」や「立ち上がり」の筋緊張の異常や痛みが改善しやすくなります．運動学習がうまくいかないときは，運動の難易度を下げることがポイントです．

（4）最終評価

　介入の仮説検証の確認方法は，まず1つ目に対象者から先ほどは言葉に出ていなかった「お尻と太ももに体重が乗っている，ジワーッとなっている」という発言があるということと，もう1つは体幹の傾斜が改善されたり，力が入っていなかったところに力が入るようになっていたり，高かった緊張が落ちついていたりします．こういった観察ができたら，介入の仮説が検証されたということになります．

> ・筋緊張：大腿筋膜張筋・ハムストリングス低下など
> ・姿　勢：股関節外転外旋・健側への体幹側屈の減少

　もしうまくいかなかった場合は「起立」よりも難易度の低い，「座位」における左右の重心移動の運動学習から進めると効果的です．

3．肩関節周囲炎の症例

　肩関節周囲炎は，肩甲上腕リズムの乱れや肩甲胸郭関節の制限が問題になって生じるといわれています．肩関節はとても複雑な構造なので一概には言えませんが，「正常の可動域の獲得には肩甲上腕関節のみならず，肩甲胸郭関節，および脊柱の動きが重要である」といわれています[2]．今回は，肩甲胸郭関節の動きである，肩甲骨の内転・外転運動を例に挙げて解説しましょう．

（1）初期評価

　患側の肩甲骨を後ろに引き寄せる内転，外側への外転の評価をしていきます．患側のほうは，肩こりがする部分の僧帽筋の緊張度が高くて，肩甲骨が挙上していたり，大胸筋も筋緊張が高くて，肩甲骨が内転せずに体でねじってしまっていたりする対象者もいます（図4-11-②）．通常であれば，身体は静止した状態で肩甲骨だけ動かせます．しかし，その動きが難しく，体幹，胸郭，肩甲骨が1つになってしまっている対象者がとても多いのです．体幹，胸郭，肩甲骨を分離して動かすことができないと，手を使おうと思ったときに，肩甲上腕リズムがうまく働かないということもあります．

> ・筋緊張：僧帽筋・大胸筋亢進など
> ・姿　勢：体幹回旋，肩甲骨挙上，肩甲骨内外転不十分

　今回は肩甲骨の内転・外転の動きを改善していくために評価を行います．まず，内転・外転の体性感覚の引き算をしましょう．療法士自身の身体を使って，肩甲骨の内転・外転がどんな感じがするかを確認すると，内転のときは胸が広がり，肩甲骨と背骨の間が縮ま

るのを感じませんか. そして, 外転のときは胸が縮まり肩甲骨と背骨の間が広がるはずです (図4-11-③). 次に対象者の真似をしてみます. 肩を挙上して, 大胸筋にも力を入れて, 身体ごとねじって肩を後ろに動かします (図4-11-④). このときの体性感覚を引き算すると, 図4-11-③での胸が広がり・縮まる感じ, 肩甲骨と背骨の間が縮まる・広がるような感じが, まったく感じられていないのがわかるでしょう (図4-11-⑤).

(2) 評価の仮説検証

評価の仮説を確認するために, 内的過程に関する質問を行っていきます. 対象者に, 肩甲骨を後ろに寄せるように指示を出しているところで, 「肩甲骨を後ろに寄せているときは, どこで動かしていますか?」「どこが動いている感じがしますか?」と聞くとよいでしょう. ほとんどの人が「肩をグーッと後ろに動かそうとしている」「身体をねじって動かしているよ」と答えることが予測できます. つまり, 「胸が開く」「背骨と肩甲骨が近づいてくる感じがある」ということには触れてこないでしょう. これである程度, 評価の仮説が検証されたということになります.

(3) 介入

まず対象者に, 健側で肩甲骨の内転・外転をしてもらいます. 内転の場合には肩甲骨の後ろは縮み, 胸は広がる感じがあります. 外転の場合には肩甲骨の後ろは広がり, 胸が縮む感じがあります. この感覚を「フニャ」「スーッ」などカタカナで表現してもらいましょ

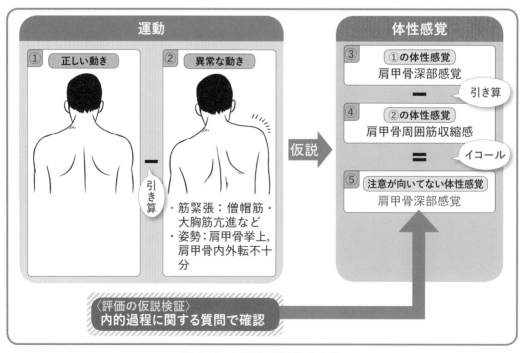

図4-11 肩関節周囲炎の症例

う．そして，それを患側でも意識するように声かけをします．

（4）最終評価

　介入の仮説が検証されたかどうか，次の2つを確認してみてください．まず，対象者自身から，最初の肩甲骨を分離して動かせないような感覚を「いまだったら胸が開く感じが少しある」「肩甲骨の間が，開いたり閉じたりする感じがある」と，胸や背骨，肩甲骨で感じる感覚についての発言があることと，もう1つは同時に，最初に比べて，肩甲骨と体幹がしっかり分かれて，肩甲骨だけが柔らかく動くようになっていたり，上がってしまっていた肩が上がらずに前後に動くようになっている，身体をねじらなくても肩甲骨の内転・外転ができるようになっているというのが観察されること，この2つが確認できれば介入の仮説が検証されたということになります．

> ・**筋緊張**：僧帽筋・大胸筋低下など
> ・**姿　勢**：体幹回旋，肩甲骨挙上の減少，肩甲骨内外転の増加

4．腰痛の症例

　腰痛の原因はさまざまです．今回は臥位のあおむけに寝た姿勢で，膝を立てて，両膝を左右にパタンパタンと床に倒す動きを例に説明をしていきます．

（1）初期評価

　腰痛の人は，腰の筋肉がとても硬くなっている傾向にあります．脊柱起立筋や腰方形筋がガチガチになっていて，うまくねじることができません．ですから，膝がパタンパタンと倒れず，身体が浮いてきてしまうということもあるでしょう（**図4-12-②**）．また，痛みもあるかもしれませんので，ほんの少しでも変化が出ていればうまくいっているサインです．

> ・**筋緊張**：脊柱起立筋・腰方形筋亢進など
> ・**姿　勢**：骨盤前傾，胸腰椎回旋不十分

　では，まずあおむけに寝て，膝を立て，膝を左右にパタンパタンと倒したときにどんな感じがするかを確認しましょう．腰がねじれる感じがするだけでなく，パタンと倒したときに，倒したほうの背中や殿部が重たくなったり，反対側の背中や殿部が浮いてくるように感じるのではないでしょうか．背部や殿部の触圧覚，いわゆる重たくなったり軽くなったりする感覚があるでしょう（**図4-12-③**）．これが正しい感じ方です．

　次に対象者の真似をしてみましょう．あまり腰をねじらない状態，膝がパタンパタンと

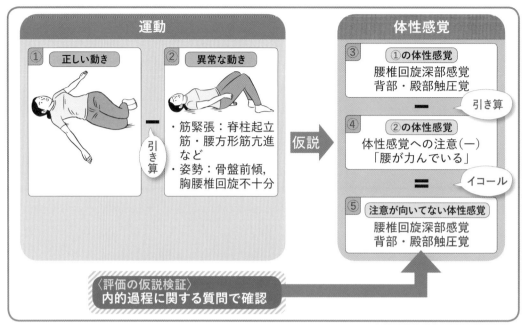

図4-12 腰痛の症例

倒れない状態の動きの真似をします（**図4-12-④**）. このように引き算をすると,「腰がね
じれる感覚を対象者はわかっていないのかな」「背中や殿部が触れる感じがわかっていな
いのかな」という仮説を立てることができます（**図4-12-⑤**）.

（2）評価の仮説検証

　この仮説を検証するために, 次のような内的過程に関する質問をしましょう.「膝を倒
すときに, どこが動いていますか？」「どこの感覚が変わりますか？」. 対象者は腰が痛い
ので,「腰がグーッと力んでいる」「腰がねじれる」という表現は出てこないかもしれませ
ん. その結果, 腰のねじれの感覚や, 身体がねじれる感覚に注意が向いていないというこ
とが, 評価の仮説として検証されます.

（3）介入

　腰の両側に痛みがある人もいます. もし, 片方だけに痛みがある対象者の場合であれば,
痛くないほうに膝を倒してもらいましょう. そして「左右の脇腹が伸ばされる感じはあり
ますか？」「柔らかくフニャッと伸びる感じがありますか？」「膝を倒したほうの背中と,
お尻がジワーッと重たくなる感じはどうですか？」などを聞き, 感覚をカタカナ（擬音語）
で表現してもらいます. 次に患側でも同様に意識するように声をかけます.

（4）最終評価

　介入の仮説が検証されたかどうかを確認するには, まず対象者の発言が変わるかどうか
をみます.「さっきと比べたら, 脇腹が柔らかくフニャッと伸びる感じがある」「お尻と背

中がジワーッとする」といった言葉の変化があるか，あるいは痛みの度合いに変化があるかもしれません．同時に，膝がパタンと倒れるようになったり，腰をねじる運動が最初よりもできるようになったり…といった運動の変化があれば，介入の仮説が検証されたというサインになります．

・**筋緊張**：脊柱起立筋・腰方形筋低下など
・**姿　勢**：骨盤前傾の減少，胸腰椎回旋の増加

　ここまで，いかがだったでしょうか．本章では，運動学習を効果的に持続させるための「評価」と「介入」の仮説検証作業を具体的に解説しました．ぜひ一人ひとりの対象者に，ゆっくりと丁寧に実践してみてください．

〔文献〕

1）高倉義典：変形性足関節症．高倉義典（監），田中康仁，他（編）：図説 足の臨床 改訂第3版．メジカルビュー社，pp110-116，2010
2）千田益夫，他：肩関節疾患のリハビリテーション．*Jpn J Rehabil Med*　53：928-933，2016

第5章

実践! 小林純也氏への
アプローチ

第5章 実践! 小林純也氏へのアプローチ

~~~~~~~~~~~ ● 本章のエッセンス ● ~~~~~~~~~~~

本章では当事者でもあり理学療法士でもある小林純也氏への治療を通して実践を
お伝えしていきます.

・問診から仮説を立てるコツは, ①対象者の主観的な情報を客観的に捉え, ②具
体的な部位や関節についての発言には注意して臨床推論を行います.

・リハビリ日記を活用してみましょう.

---

1 セッション初回—問診から仮説を立てる

　初めての対象者との運動学習を効果的に進めるためには, まずは問診を通じてこれから
起こりうる運動学習の様子や評価と介入の仮説を立てることが重要となります. まずは小
林純也氏（以下, 小林氏）との問診の様子を整理しながら, 1つひとつ解説していきます
（**表5-1**）.

表5-1　問診リスト

問診内容	仮説
①日常生活で何が困っていますか？	・顕在化している ADL 動作における問題点の把握 ・問題が生じている関連 ADL 動作の予測
②身体にはどのような症状が起こっていますか？	・顕在化している身体症状の把握 ・注意が向いていない体性感覚の予測
③どのようなリハビリをしていますか？	・運動の種類・難易度の把握 ・運動時における注意の方向性の把握
④リハビリの成果が出ていない症状はありますか？	・改善目標とする身体症状の把握 ・介入へ向けた難易度の低い動作の予測

1. 限定せずに大きく質問する

質問①日常生活で何が困っていますか？

➡小林氏の回答「歩いている中で，右足で支えるときにフラフラして歩きにくいです」

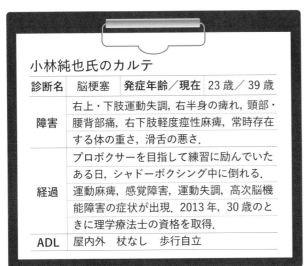

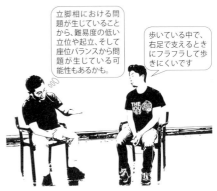

立脚相における問題が生じていることから，難易度の低い立位や起立，そして座位バランスから問題が生じている可能性もあるかも。

歩いている中で，右足で支えるときにフラフラして歩きにくいです

小林純也氏のカルテ		
診断名	脳梗塞	発症年齢／現在 23歳／39歳
障害		右上・下肢運動失調，右半身の痺れ，頸部・腰背部痛，右下肢軽度痙性麻痺，常時存在する体の重さ，滑舌の悪さ．
経過		プロボクサーを目指して練習に励んでいたある日，シャドーボクシング中に倒れる．運動麻痺，感覚障害，運動失調，高次脳機能障害の症状が出現．2013年，30歳のときに理学療法士の資格を取得．
ADL		屋内外　杖なし　歩行自立

＜評価と介入の仮説＞

　立脚相における問題が生じていることから，難易度の低い立位や起立，そして座位バランスから問題が生じている可能性もある．しかし，小林氏の訴えからは立位や起立といった難易度の低い動作に関する内容は認められないことから，難易度の低い動作に関する問題については気がついていないかもしれない．

2. 具体的な項目が出るように質問する

（1）質問②そのときに身体にはどのような症状が起こっていますか？

➡小林氏の回答「右膝がつっぱっていて，足首がグラグラで外側に倒れそうな感じがします」

＜評価と介入の仮説＞

　「膝がつっぱる」ということは，筋緊張が高いか反張膝が起こっている可能性が考えられる．また「足首がグラグラで外側に倒れそう」ということは，右足関節周囲に問題があり，足部内反などによって，外側へ不安定になっている可能性がある．このとき，歩行の運動学習で重要となる，足底の触圧覚に関する発言がないことから，足底の触圧覚に注意

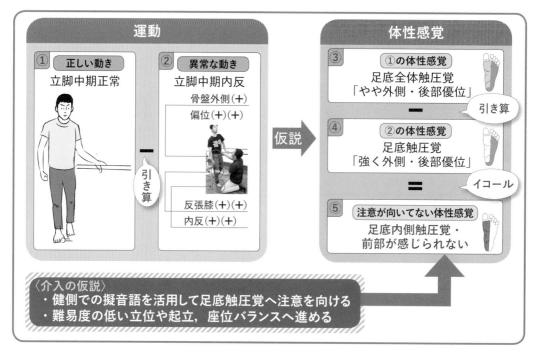

図5-1　問診に基づく評価と介入の仮説
（+）：軽度　（+）（+）：中度　（+）（+）（+）：重度　（+）（+）（+）（+）：最重度

が向いていない可能性がある．

（2）質問③その悩みに対して，現在はどのようなリハビリをしていて，どんなことを意識していますか？

→小林氏の回答「職場や生活の中で歩くことがリハビリだと思っています．フラフラしないように足に力を入れています」

＜評価と介入の仮説＞

日常生活における運動学習場面としては，やはり難易度の高い歩行場面のみとなっている．また，「フラフラしないように足に力を入れています」という発言から，歩行の運動学習で重要となる，足底の触圧覚には注意が向いていない可能性が高まった．また，歩行中の難易度の低い立位や起立，座位バランスにおけるリハビリは行っていない様子なので，もし歩行場面での運動学習で変化が出ない場合は，難易度を下げて実施することで変化が得られる可能性がある．

（3）質問④そのリハビリを行って，悩んでいる症状は変化していますか？

→小林氏の回答「フラフラしないように足に力を入れて歩いていますが，なかなか変化がないです．自分だけではどうしたらよいのかわかりません」

＜評価と介入の仮説＞

歩行における「膝がつっぱる」「足首がグラグラで外側に倒れそう」という症状を自ら

制御することは難しい様子で，自主リハビリをする中でも変化は認められていない．また，変化を得るための代替案も見つかっていない様子．今回は，「膝がつっぱる」「足首がグラグラで外側に倒れそう」という症状の改善を目標としよう．もし，歩行での運動学習で変化がみられない場合は，難易度の低い立位や起立，座位バランスへと順番に行う．その場合も，おそらく，足底をはじめ，殿部や大腿後面の触圧覚には注意が向いていない可能性が高いので，確認していこう．

　このように問診から評価と介入の仮説を立てていくことで，この後の評価や介入をスムースに進めることができます（**図5-1**）．

2 歩行における評価と介入

1. 評価の仮説検証作業

　問診に基づく評価と介入の仮説を立てたあとで，歩行場面における運動の観察を行い，より詳しい評価として立位での立脚中期を再現する形で実施しました．その結果，立脚中期において右反張膝，右股関節外旋，右大腿四頭筋低緊張，右足部内反といった運動の異常が認められました（**図5-2**）．次にその運動の異常の特徴から，「動きの引き算（第3章，p.33参照）」を使って，注意が向いていないであろう体性感覚について仮説を立てます．今回は，「反張膝と足部内反が認められている原因は，右足底の内側と前部の触圧覚に注意が向いていないことにある」という評価の仮説を立てました．

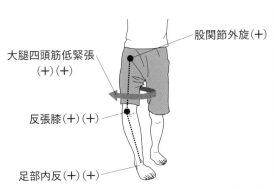
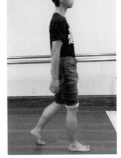

股関節外旋（＋）
大腿四頭筋低緊張
（＋）（＋）
反張膝（＋）（＋）
足部内反（＋）（＋）

図5-2　歩行周期─立脚期

次に，評価の仮説を検証するための内的過程に関する質問として，「足の裏はどのあたりで支えていますか？」と聞いてみました．その結果，小林氏からは「つま先が軽くて小指側ばかり支えている」という回答が得られました．この一連のやりとりから「反張膝と足部内反が認められている原因は，足底の内側と前部の触圧覚に注意が向いていないことにある」という，評価の仮説検証がされたことになります．

2．介入の仮説検証作業（図5-3）

今回は，「反張膝と足部内反が認められている原因となっている，足底の内側と前部の触圧覚に注意を向け，感じられるようになるための方法」を探すことが，介入の仮説検証作業となります．まずは「健側での擬音語の活用（第3章，p.40参照）」を進めました．1つ目の介入の仮説（⇒図5-3，介入方法1）としては，「反張膝と足部内反が認められている原因となっている，足底の内側と前部の触圧覚に注意を向け，感じられるようになるための方法として，健側での擬音語の活用がよいのではないか」という内容となります．

介入の仮説検証作業では，対象者との対話で確認できる，「体性感覚が感じやすくなったか」といった内的過程の変化と同時に，改善を目指す姿勢や，筋緊張の変化を視診や触診を通じて確認することが重要となります．実際に進めると，小林氏が理学療法士ということもあり，「よいほうの左足では足裏の内側はグーーッと感じますね」と答えてくれました．そして，患側である右足でも同じように，「足裏の内側をグーーッと感じる」ように意識してもらいました．

ここで，小林氏に，右足でも「足裏の内側をグーーッと感じる」ように依頼すると同時に，筆者は視診や触診を通じて，小林氏が足裏の内側を感じられるようになった場合に変化がみられるはずの右反張膝，右股関節外旋，右大腿四頭筋低緊張，右足部内反を観察していました．小林氏が患側で感じるよう意識しはじめると，足部内反は不十分ながら改善したものの，反張膝，股関節外旋，大腿四頭筋低緊張に変化は認められませんでした（図5-3，運動；介入1後）．同時に小林氏から「内側にも乗れている気がするけどわかりにくい」という，少しは感じやすくなったものの，不十分さを訴える発言が得られました（図5-3，体性感覚；介入1後）．

このように臨床場面では，介入を通して特定の体性感覚に注意を向けてもらった際に，体性感覚の感じやすさの変化が不十分である場合，改善を目指す姿勢（正常姿勢）や筋緊張の改善も不十分となることが多く経験されます．この場合，「反張膝と足部内反の原因となっている，足底の内側と前部の触圧覚に注意を向け，感じられるようになるための方法として，健側での擬音語の活用がよいのではないか」という，1つ目の介入の仮説は反

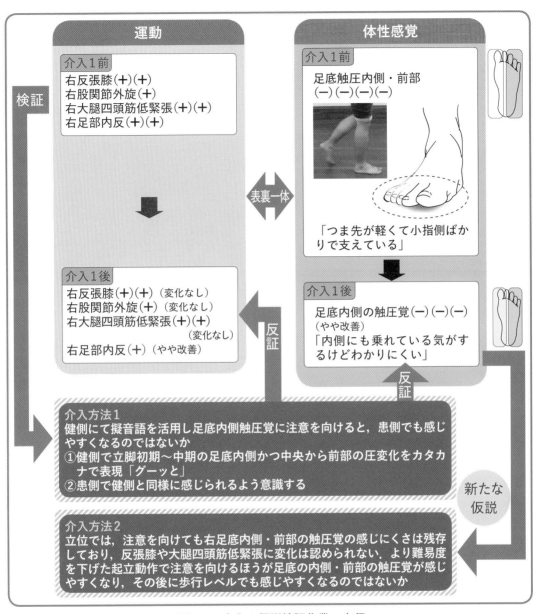

図5-3　介入の仮説検証作業—歩行

証されたことになります．

　1回目の介入の仮説検証作業が反証されたことで，新たな仮説を立てます．体性感覚と運動の改善が不十分だった原因として，立位姿勢が運動学習を進める難易度としては高すぎたと考えました．

　そこで，新たな2つ目の介入の仮説（⇒図5-3，介入方法2）としては，「難易度を下げた起立動作で注意を向けることで，右足底の内側・前部の触圧覚が感じやすくなる可能性

がある．その後で立位姿勢をとることで，立位姿勢においても足底の内側・前部の触圧覚が感じやすくなり，その結果として，足部内反に加え，反張膝，大腿四頭筋低緊張の改善につながるのではないか」という内容になります．

3 起立屈曲相における評価と介入

1. 評価の仮説検証作業

起立動作では，屈曲相に生じている問題が伸展相にも影響することが多いことから，まずは屈曲相を中心に進めました（図5-4）．起立屈曲相における運動の観察としては，体幹前傾時の体幹左傾斜，右股関節外旋，右大腿四頭筋低緊張，右足部内反が認められました．次にその運動の異常の特徴から「動きの引き算」を使って，注意が向いていないであろう体性感覚について仮説を立てます．今回は，「屈曲相で右体幹左傾斜，右股関節外旋，右大腿四頭筋低緊張，右足部内反が認められている原因は，殿部・大腿後面，そして足底の内側の触圧覚に注意が向いていないことにある」という評価の仮説を立てました（図5-5）．

次に，評価の仮説を検証するための内的過程に関する質問として，「お辞儀をするときお尻から足の裏へ重みの変化を感じますか？」と聞いてみました．その結果，小林氏から

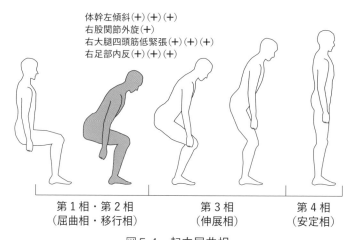

体幹左傾斜(+)(+)(+)
右股関節外旋(+)
右大腿四頭筋低緊張(+)(+)(+)
右足部内反(+)(+)(+)

第1相・第2相	第3相	第4相
（屈曲相・移行相）	（伸展相）	（安定相）

図5-4　起立屈曲相
原因は殿部・大腿後面，そして足底の内側の触圧覚に注意が向いていないことにある．

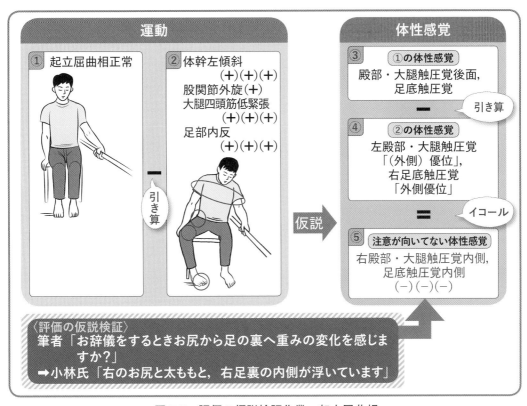

図5-5　評価の仮説検証作業—起立屈曲相

は「右のお尻と太ももと，右足裏の内側が浮いています」という回答が得られました．

　この一連のやりとりから「屈曲相で体幹左傾斜，右股関節外旋，右大腿四頭筋低緊張，右足部内反が認められている原因は，殿部・大腿後面，そして足底の内側の触圧覚に注意が向いていないことにある」という，評価の仮説が検証されたことになります．

2．介入の仮説検証作業

　今回は，「起立屈曲相で体幹左傾斜，右股関節外旋，右大腿四頭筋低緊張，右足部内反が認められる原因となっている，右殿部・大腿後面，そして足底の内側の触圧覚に注意を向け，感じられるようになるための方法」を探すことが，介入の仮説検証作業となります．それがうまくいけば，あらためて立位姿勢に戻ることで，起立動作における学習を通じて，立位姿勢においても足底の内側・前部の触圧覚が感じやすくなり，その結果として足部内反に加え，反張膝，大腿四頭筋低緊張の改善が得られるかという，歩行における2つ目の介入の仮説（図5-3，介入方法2）を検証していく方針になります．

　ここでもまずは「健側での擬音語の活用」を進めました．1つ目の介入の仮説としては，

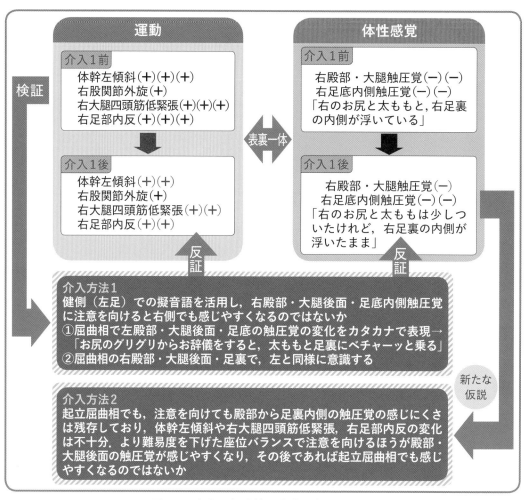

図5-6　介入の仮説検証作業—起立屈曲相

「体幹左傾斜などの運動異常が認められている原因となっている，右殿部・大腿後面，そして足底の内側の触圧覚に注意を向け，感じられるようになるための方法として，健側での擬音語の活用がよいのではないか」（図5-6，介入方法1）という内容となります．小林氏からは「よいほうの左では，お尻のグリグリからお辞儀をすると，太ももにベチャーッと乗る」と答えてくれました．

　介入として，患側である右足でも同じように「お尻のグリグリからお辞儀をすると，太ももにベチャーッと乗る」ことを意識するよう依頼すると同時に，視診や触診を介して，小林氏が感じられるようになった場合に変化がみられるはずの体幹左傾斜，右股関節外旋，大腿四頭筋低緊張，右足部内反を観察しました．小林氏が患側で意識しはじめると，体幹左傾斜，大腿四頭筋低緊張，足部内反はそれぞれやや改善したものの不十分でした．また股関節外旋に関しては変化が認められませんでした（図5-6，運動；介入1後）．

同時に小林氏から「右のお尻と太ももは少しついたけれど，右足裏の内側が浮いたままです」と，注意を向けたものの，感じにくさが残存している発言が得られました（**図5-6**，体性感覚；介入1後）．その結果，「屈曲相で体幹左傾斜などの運動異常が認められる原因となっている，殿部・大腿後面，そして足底の内側の触圧覚に注意を向け，感じられるようになるための方法として，健側での擬音語の活用がよいのではないか」という，1つ目の介入の仮説は反証されました．

　1回目の介入の仮説検証作業が反証されたことで，新たな仮説を立てます．体性感覚と運動の改善が不十分だった原因として，歩行から難易度を下げた起立屈曲相においても，運動学習を進めるには難易度が高すぎたと考えました．

　そこで，2つ目の介入の仮説としては，「さらに難易度を下げた座位バランスで注意を向けることで，殿部・大腿後面の触圧覚が感じやすくなるのではないか．そこでうまくいけば，次に起立屈曲相で行うことで，屈曲相においても殿部・大腿後面，そして足底の内側の触圧覚が感じやすくなり，その結果として，体幹左傾斜，股関節外旋，大腿四頭筋低緊張，足部内反の改善につながるのではないか．その後に難易度の高い，立位姿勢においても足底内側・前部の触圧覚が感じやすくなり，その結果として足部内反に加え，反張膝，大腿四頭筋低緊張の改善につながるのではないか」という内容になります（**図5-6**，介入方法2）．

4 　座位バランスにおける評価と介入

1.　評価の仮説検証作業

　左右の座位バランスを制御するうえでは，まずは座位における正中位の安定性が重要になると考えます．座位における正中位の安定性を評価するため，座位における骨盤前後傾を中心に進めました．骨盤前後傾における運動の観察としては，胸腰椎後弯不十分，右骨盤挙上，右骨盤後傾不十分，右大殿筋低緊張，右股関節外旋が認められました．次にその運動異常の特徴から，「動きの引き算」を使って，注意が向いていないであろう体性感覚について仮説を立てます．今回は，「骨盤前後傾の運動で，胸腰椎後弯不十分，右骨盤挙上，右骨盤後傾不十分，右大殿筋低緊張，右股関節外旋が認められている原因は，胸腰椎後弯深部感覚，右殿部・大腿後面の触圧覚（特に内側）に注意が向いていないことにある」という，評価の仮説を立てました．

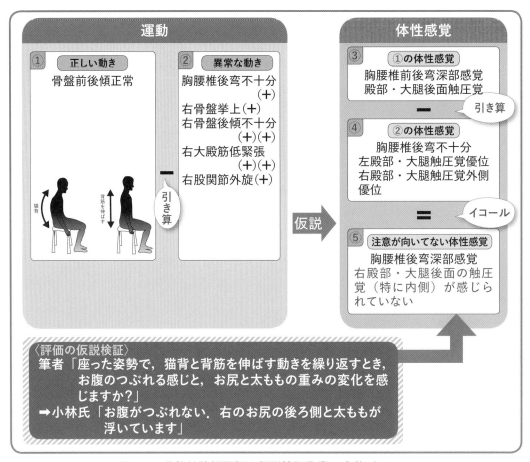

図5-7　骨盤前後傾評価の仮説検証作業—座位バランス

　次に，評価の仮説を検証するための内的過程に関する質問として，「座った姿勢で，猫背と背筋を伸ばす動きを繰り返すとき，お腹のつぶれる感じと，お尻と太ももの重みの変化を感じますか？」と聞いてみました．その結果，小林氏からは「お腹がつぶれない．右のお尻の後ろ側と太ももが浮いています」という回答が得られました．この一連のやりとりから「骨盤前後傾の運動で胸腰椎後弯不十分，右骨盤挙上，右骨盤後傾不十分，右大殿筋低緊張，右股関節外旋が認められている原因は，胸腰椎後弯深部感覚，右殿部・大腿後面の触圧覚（特に内側）に注意が向いていないことにある」という，評価の仮説が検証されたことになります（図5-7）．

2. 介入の仮説検証作業

　今回は，「胸腰椎後弯深部感覚，右殿部・大腿後面の触圧覚（特に内側）に注意を向け，感じられるようになるための方法」を探すことが，介入の仮説検証作業となります．それ

がうまくいけば，難易度を下げた座位バランスにおいて注意を向けることで，殿部・大腿後面の触圧覚が感じやすくなる可能性があります．その後に難易度を上げた起立屈曲相（図5-6）で行うことで，起立屈曲相においても殿部・大腿後面，そして足底の内側の触圧覚が感じやすくなり，その結果として，体幹左傾斜などの運動異常の改善につながるのではないかと考えました（図5-6，介入方法2）．

　まずは「健側での擬音語の活用」を進めました．1つ目の介入の仮説としては，「骨盤前後傾で胸腰椎後弯不十分，右骨盤挙上，右骨盤後傾不十分，右大殿筋低緊張，右股関節

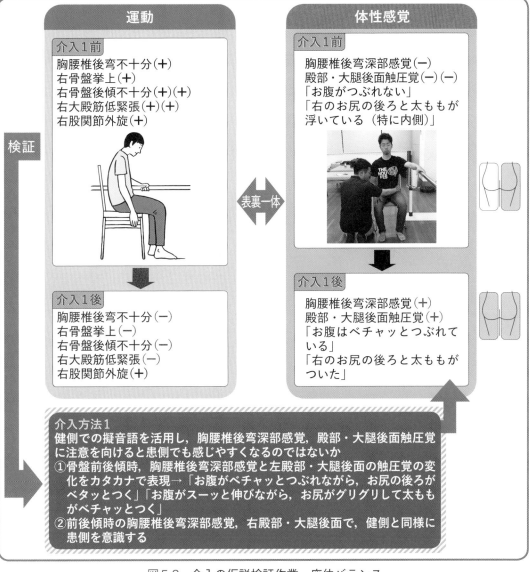

図5-8　介入の仮説検証作業—座位バランス
（−）：認められない

外旋が認められる原因となっている，胸腰椎後弯深部感覚，右殿部・大腿後面の触圧覚（特に内側）に注意を向け，感じられるようになるための方法として，健側での擬音語の活用がよいのではないか」という内容となります（**図5-8**，介入方法1）．小林氏からは，「お腹がベチャッとつぶれながら，お尻の後ろがベタッとつく」「お腹がスーッと伸びながら，お尻がグリグリして太ももがベチャッとつく」と回答がありました．介入として，患側である右側でも同じように意識するよう依頼しました．

　小林氏へ右側でも，左側と同じように意識することを依頼すると同時に，小林氏が感じられるようになった場合に変化するはずの，胸腰椎後弯不十分，右骨盤挙上，右骨盤後傾不十分，右大殿筋低緊張，右股関節外旋を観察しました．小林氏が患側である右側で意識しはじめると，股関節外旋の変化は乏しかったものの，胸腰椎後弯増加，右骨盤下制，右骨盤後傾増加というよい変化が認められました．同時に小林氏から「お腹はベチャッとつぶれている」「右のお尻の後ろと太ももがついた」と，感じられるようになったことを裏づける発言が得られました．

　その結果，右股関節外旋が残存している点で不十分ではありますが，「骨盤前後傾の運動で，胸腰椎後弯不十分，右骨盤挙上，右骨盤後傾不十分，右大殿筋低緊張，右股関節外旋の原因となっている，胸腰椎後弯深部感覚，右殿部・大腿後面の触圧覚（特に内側）に注意を向け，感じられるようになるための方法として，健側での擬音語の活用がよいのではないか」という，介入の仮説が検証されたことになります．

　今回，座位バランスにおける介入の仮説が検証されたことで，先ほどの 3 起立屈曲相における2つ目の介入の仮説検証へ進みます（**図5-6**，介入方法2，p.90）．難易度の低い「座位バランス」で，運動の変化と体性感覚の感じやすさが得られたことで，難易度の高い「起立屈曲相」において，よい影響が出ているかどうか検証していきます．

5 起立屈曲相における評価と再介入

1．評価の仮説検証作業

　すでに③「起立屈曲相における評価と介入」（p.88）にて，評価の仮説検証作業（体幹前傾時の体幹左傾斜，右股関節外旋，右大腿四頭筋低緊張，右足部内反）は終えているので，ここでは割愛します．

2．介入の仮説検証作業

　「難易度を下げた座位バランスで注意を向けたことで，殿部・大腿後面の触圧覚が感じやすくなり変化がみられました．次に難易度を上げた起立屈曲相を行うことで，屈曲相においても，殿部・大腿後面，そして足底の内側の触圧覚が感じやすくなり，その結果として，体幹左傾斜，右股関節外旋，右大腿四頭筋低緊張，右足部内反の改善につながるのではないか．さらに立位姿勢においても，足底の内側・前部の触圧覚が感じやすくなり，その結果として，足部内反に加え，反張膝，大腿四頭筋低緊張の改善につながるのではないか」を検証していきます（図5-9）．

　まずは「座位バランスにおける介入の仮説検証作業」（p.93）で学習した内容をもとに，座位における正中位の安定性が向上した姿勢をとります．そのうえで，「健側での擬音語の活用」をもとに，起立屈曲相における1つ目の介入の仮説（図5-6，介入方法1，p.90）に沿って患側の右足でも，「お尻のグリグリからお辞儀をすると，太ももにベチャーッと乗る」ように意識してもらいました．

　小林氏が患側で意識しはじめると，右股関節外旋の変化は乏しかったものの体幹右傾斜の消失と，不十分ながら右大腿四頭筋低緊張と右足部内反の改善が認められました（図5-9，運動；介入後）．同時に小林氏から「右のお尻から太ももは左とだいたい同じくらい感じる．右の足裏の内側は感じやすくなったが，まだ少し薄い」と，不十分ながらも感じられるようになったことを裏づける発言が得られました（図5-9，体性感覚；介入後）．

　その結果，右股関節外旋と足部内反が残存している点で不十分ではありますが，③起立屈曲相における，2つ目の介入の仮説（図5-6，介入方法2）であった「さらに難易度を下げた座位バランスで注意を向けることで，殿部・大腿後面の触圧覚が感じやすくなる可能性がある．その後で起立屈曲相を行うことで，屈曲相においても殿部・大腿後面，そして

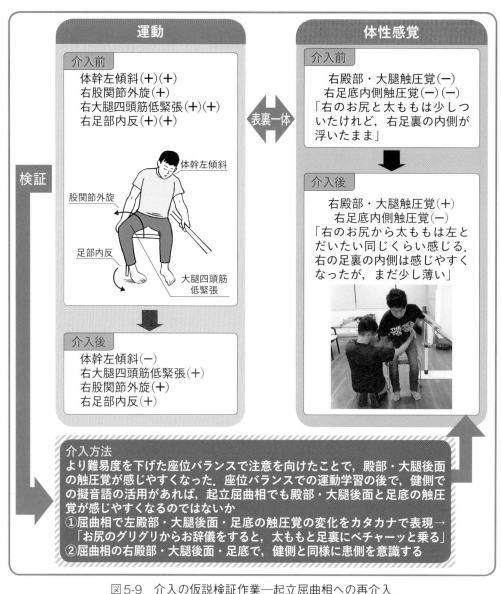

図5-9 介入の仮説検証作業—起立屈曲相への再介入

足底の内側の触圧覚が感じやすくなり，その結果として，体幹左傾斜，右股関節外旋，右大腿四頭筋低緊張，右足部内反の改善につながるのではないか．立位姿勢をとることで，立位姿勢においても足底の内側・前部の触圧覚が感じやすくなり，その結果として，足部内反に加え，反張膝，大腿四頭筋低緊張の改善につながるのではないか」が，途中まで検証されたことになります．次にさらに難易度の高い「立位」姿勢において，よい影響が出ているかどうか検証していきます．

6　起立伸展相における評価と介入

1. 評価の仮説検証作業（図5-10）

　ここで，起立屈曲相における介入後，起立伸展相（図5-4参照，p.88）を行ったところ，伸展相での運動の異常が出現しました．そこで起立伸展相における評価と介入を行うことにしました．

　起立伸展相における運動の観察としては，右反張膝，右股関節外旋，右大腿四頭筋低緊張，右足部内反が認められました．次にその運動の異常の特徴から，「動きの引き算」を使って，注意が向いていないであろう体性感覚について仮説を立てます．今回は，「右反張膝，右股関節外旋，右大腿四頭筋低緊張，右足部内反が認められている原因は，股関節・膝関節深部感覚，足底の触圧覚（特に前内側）に注意が向いていないことにある」と

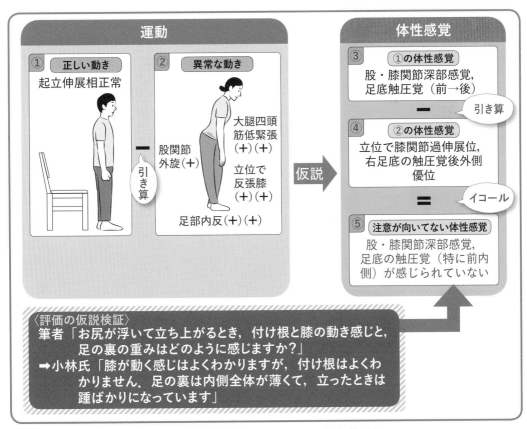

図5-10　評価の仮説検証作業―起立伸展相

97

いう評価の仮説を立てました.

　次に，評価の仮説を検証するための内的過程に関する質問として，「お尻が浮いて立ち上がるとき，付け根と膝の動き感じと，足の裏の重みはどのように感じますか？」と聞いてみました．小林氏からは「膝が動く感じはよくわかりますが，付け根はよくわかりません．足の裏は内側全体が薄くて，立ったときは踵ばかりになっています」という回答が得られました．この一連のやりとりから，膝関節深部感覚には注意が向いていることがわかりました．そのため，「右反張膝，右股関節外旋，右大腿四頭筋低緊張，右足部内反の原因は，股関節深部感覚，足底の触圧覚（特に前内側）に注意が向いていないことにある」という評価の仮説が，膝関節の部分を除いて検証されたことになります．

2. 介入の仮説検証作業

　まずは座位バランス（図5-8，体性感覚；介入1後，p.93参照）と起立屈曲相における介入の仮説検証作業（図5-9，体性感覚；介入後，p.96参照）で学習した内容をもとに，安定した座位から起立屈曲相の姿勢をとります．そのうえで，「健側での擬音語の活用」をもとに左足（健側）の様子を聞くと，「お尻が離れると，付け根がフニョッと動きながら，足の裏全体がベチャーッとして，伸び上がると足の裏全体がベチャーッとしながら，踵がズッシリする」と答えてくれました．また介入として，患側である右側でも同じように意識するよう依頼しました（図5-11，介入方法1）.

　小林氏へ依頼すると同時に，筆者は視診や触診を通じて，小林氏が感じられるようになった場合に変化がみられるはずの右反張膝，右股関節外旋，右大腿四頭筋低緊張，右足部内反を観察します．小林氏が患側の右側で意識しはじめると，足部内反の改善がやや認められたものの，反張膝，股関節外旋，大腿四頭筋低緊張の変化は認められませんでした（図5-11，運動；介入1後）．同時に小林氏から「膝の動きはわかりますが，やっぱり付け根の動きはよくわかりません」「足の裏の内側全体は少し感じやすくなりましたが，立ったときはまだ踵ばかりで親指が薄いです」と，足底触圧覚はやや感じやすくなったものの，股関節深部感覚や足底前内側触圧覚の感じにくさが，残存していることがわかりました（図5-11，体性感覚；介入1後）.

　その結果，「さらに難易度を下げた『座位バランス』で注意を向けることで，殿部・大腿後面の触圧覚が感じやすくなる可能性がある．その後に『起立屈曲相』を行うことで，屈曲相においても殿部・大腿後面，そして足底の内側の触圧覚が感じやすくなり，その結果として，体幹左傾斜，右股関節外旋，右大腿四頭筋低緊張，右足部内反の改善につながるのではないか．その後で，『立位』姿勢をとることで，立位姿勢においても足底内側・

前部の触圧覚が感じやすくなり，その結果として足部内反に加え，反張膝，大腿四頭筋低緊張の改善につながるのではないか」という仮説（図5-6，介入方法2）は反証されました．

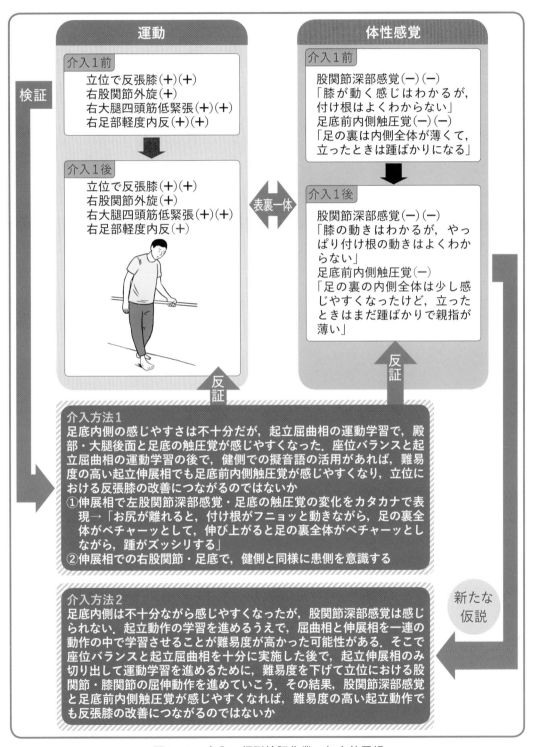

図5-11　介入の仮説検証作業―起立伸展相

1回目の介入の仮説検証作業が反証されたことで，新たな仮説を立てます．体性感覚と運動の改善が不十分だった原因として，座位から起立屈曲相までの運動学習は，ある程度進んだものの，起立伸展相の運動学習を進めるうえで，起立屈曲相と伸展相を一連の流れで運動学習を進めることが難易度としては高すぎたと考えました．そこで，2つ目の介入の仮説としては，「起立伸展相のみを切り出して運動学習を進めるために，難易度を下げて立位における股関節・膝関節の屈伸動作を進めていこう．その結果，股関節深部感覚と足底前内側触圧覚が感じやすくなり，そのあとであれば，難易度の高い起立動作でも反張膝の改善につながるのではないか」という内容になります（図5-11，介入方法2）．

7 立位屈伸における評価と介入

1. 評価の仮説検証作業（図5-12）

　立位屈伸動作における運動の観察としては，全体通して骨盤右回旋，右股関節外旋位，右大腿四頭筋低緊張，右足部軽度内反を認め，特に屈曲時の右股関節屈曲不十分，伸展時の右反張膝を認めました．その運動異常の特徴から，「動きの引き算」を使って，注意が向いていないであろう体性感覚について仮説を立てます．今回は，「全体通して骨盤右回旋，右股関節外旋位，右大腿四頭筋低緊張，右足部内反を認め，特に屈曲時の右股関節屈曲不十分，伸展時の反張膝が認められる原因は，股関節・膝関節深部感覚，そして足底前内側の触圧覚に注意が向いていないことにある」という，評価の仮説を立てました．

　次に，評価の仮説を検証するための内的過程に関する質問として，以下のやりとりをしました。

筆　者：「立った姿勢から屈伸運動をするとき，付け根と膝の動く感じと，足の裏の重みはどのように感じますか？」

小林氏：「膝が動く感じはよくわかりますが，付け根はよくわかりません．足の裏は少し内側全体が薄くて，立ったときは少し親指が薄くて踵寄りになっています」

　この一連のやりとりから，膝関節深部感覚には注意が向いていることがわかりましたので，先ほどの評価の仮説（股関節・膝関節深部感覚，足底前内側触圧覚に注意が向いていない）が，膝関節の部分を除いて検証されたことになります．

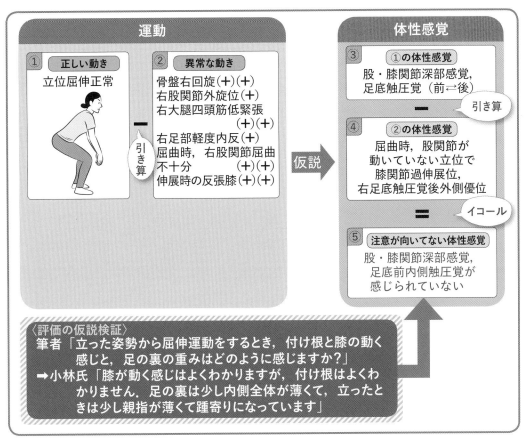

図5-12　評価の仮説検証作業―立位屈伸

2. 介入の仮説検証作業（図5-13）

　ここでは，「全体通して骨盤右回旋，右股関節外旋位，右大腿四頭筋低緊張，右足部内反を認め，特に屈曲時の右股関節屈曲不十分，伸展時の右反張膝が認められる原因となっている，股関節深部感覚，そして足底前内側触圧覚に注意を向け，感じられるようになるための方法」を探すことが，介入の仮説検証作業となります．それがうまくいけば，「起立伸展相のみを切り出して運動学習を進めることを目的として，難易度を下げて『立位』における股関節・膝関節の屈伸動作を進めていきます．その結果，股関節深部感覚と足底前内側触圧覚が感じやすくなり，より難易度の高い『起立』動作においても反張膝の改善につながるのではないか」という，先ほどの 6 起立伸展相における2つ目の介入の仮説（⇒図5-11，介入方法2，p.99）を検証していく方針となります．

　まずは「健側での擬音語の活用」を進めました．小林氏からは，「付け根がフニョッと動きながら，足裏が前後にジワッと移動する」と答えてくれました．そして介入として，

患側である右側でも同じように意識するよう依頼しました．同時に小林氏が感じられるようになった場合に変化するはずの骨盤右回旋，右股関節外旋位，右大腿四頭筋低緊張，右足部内反，右股関節屈曲不十分，右反張膝を観察します．

　小林氏が患側で意識しはじめると，股関節外旋と足部内反の変化は乏しかったものの，骨盤右回旋消失，股関節屈曲出現，そして不十分ながら，大腿四頭筋低緊張と反張膝の改善という，良い変化が認められました（図5-13，運動；介入後1）．同時に小林氏から「付け根がフニョッと動くのがわかる」「足の裏の感じは変わらない．立ったときはまだ踵ばかりで親指が薄いです」と，足底触圧覚の感じにくさは残存するものの，股関節深部感覚が感じられるようになったことを裏づける発言が得られました（図5-13，体性感覚；介入後1）．

　その結果，右股関節外旋位，右大腿四頭筋低緊張，右足部内反，右反張膝が残存している点で不十分ではありますが，股関節深部感覚，そして足底前内側触圧覚に注意を向け，

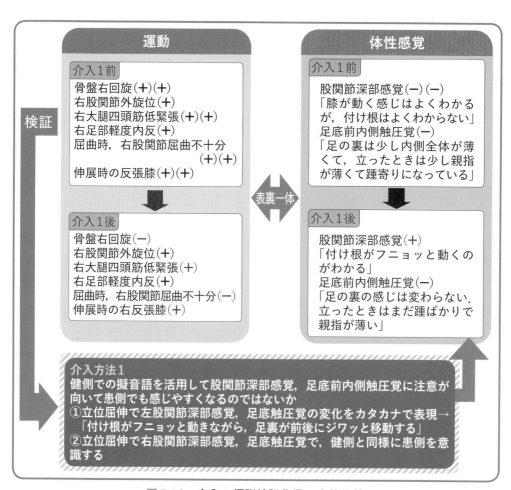

図5-13　介入の仮説検証作業—立位屈伸

感じられるようになるための方法として，健側を通じた擬音語の活用がよいのではないか」という，1つ目の介入の仮説が検証されたということになります（図5-13，介入方法1）.

　今回，立位屈伸における介入の仮説が検証されたことで，先ほどの6起立伸展相における2つ目の介入の仮説検証へ進みます（図5-11，介入方法2，p.99）. 難易度を下げて立位における股関節・膝関節の屈伸動作において，運動の変化と体性感覚の感じやすさが得られたことで，難易度の高い一連の起立動作（特に伸展相）において，良い影響が出ているかどうかを検証していきます.

8　起立伸展相における評価と再介入

1．評価の仮説検証作業

　すでに6起立伸展相における評価と介入（図5-10，p.97）にて，起立伸展相における評価の仮説検証作業は終えているので，ここでは割愛します.

2．介入の仮説検証作業（図5-14）

　先述した7立位屈伸における評価と介入（p.100）を通じて，「立位」における運動の変化と体性感覚の感じやすさが得られました. そのため，今回は6起立伸展相における2つ目の介入の仮説（⇒図5-11，介入方法2，p.99）であった，「起立伸展相のみを切り出して運動学習を進めるために，難易度を下げて，立位における股関節・膝関節の屈伸動作を進めていこう. その結果，股関節深部感覚と足底前内側触圧覚が感じやすくなり，難易度の高い「起立」動作でも，反張膝の改善につながるのではないか」を検証していきます.

　まずは，7立位屈伸における介入の仮説検証作業（図5-13，介入方法1，p.102）で学習した内容をもとに，股関節深部感覚への感じやすさを確認します. そして，5起立屈曲相における介入の仮説検証作業（図5-9，介入方法1，p.96）で学習した内容をもとに，ある程度，安定した起立屈曲相を行います. そのうえで，「健側での擬音語の活用」をもとに，6起立伸展相における1つ目の介入の仮説（図5-11，介入方法1，p.99）であった，患側（右足）でも，「お尻が離れると，付け根がフニョッと動きながら，足の裏全体がベチャーッとして，伸び上がると足の裏全体がベチャーッとしながら，踵がズッシリする」ように依頼しました（図5-14，介入方法1）.

運動	体性感覚

運動

介入1前
　　立位で反張膝（＋）（＋）
　　右股関節外旋（＋）
　　右大腿四頭筋低緊張（＋）（＋）
　　右足部軽度内反（＋）（＋）

介入1後
　　立位で反張膝（＋）
　　右股関節外旋（＋）
　　右大腿四頭筋低緊張（＋）
　　右足部軽度内反（＋）

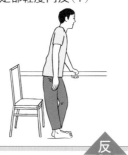

検証

反証

体性感覚

介入1前
　　股関節深部感覚（ー）（ー）
　　「膝が動く感じはよくわかる
　　が，付け根の動きはよくわか
　　らない」
　　足底前内側触圧覚（ー）（ー）
　　「足の裏は内側全体が薄くて，
　　立ったときは踵ばかりになっ
　　ている」

介入1後
　　股関節深部感覚（＋）
　　「付け根がフニョッと動くの
　　がわかる」
　　足底前内側触圧覚（ー）
　　「足の裏の感じは変わらない．
　　立ったときはまだ踵ばかりで
　　親指が薄い」

表裏一体

反証

介入方法1
より難易度を下げて起立伸展相のみを切り出すかたちの立位屈伸動作で注意を向けることで，股関節深部感覚が感じやすくなった．立位屈伸の運動学習の後で，健側での擬音語の活用があれば，難易度の高い起立屈曲相と伸展相の一連の流れでも，股関節深部感覚と足底前内側触圧覚が感じやすくなり，反張膝の改善につながるのではないか
①伸展相で左股関節深部感覚・足底触圧覚の変化をカタカナで表現
　　→「お尻が離れると，付け根がフニョッと動きながら，足の裏全体がベ
　　チャーッとして，伸び上がると足の裏全体がベチャーッとしながら，
　　踵がズッシリする」
②伸展相の右股関節・足底で健側と同様に意識する

介入方法2
立位屈伸での運動学習を行うことで，股関節深部感覚が感じやすくなり，骨盤右回旋は改善するとともに，不十分ながら反張膝の改善が認められた．しかし，足底触圧覚の感じにくさに伴う足部内反は残存している．時間となったため，初日はここで終了とする．

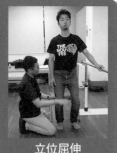

立位屈伸

新たな仮説

図5-14　介入の仮説検証作業─起立伸展相への再介入

　同時に，筆者は視診や触診を通じて，小林氏が感じられるようになった場合に変化がみられるはずの反張膝，右股関節外旋，右大腿四頭筋低緊張，右足部内反を観察しました．小林氏が患側の右側で意識しはじめると，股関節外旋の変化は乏しかったものの，反張膝，大腿四頭筋低緊張，足部内反改善が認められました（**図5-14**，運動；介入後1）．同時に小林氏から「付け根がフニョッと動くのがわかる」「足の裏の感じは変わらない．立ったときはまだ踵ばかりで親指が薄いです」と足底触圧覚の感じにくさは残存するものの，股関節深部感覚が感じられるようになったことを裏づける発言が得られました（**図5-14**，体性感覚；介入後1）．

　その結果，反張膝，右股関節外旋，右大腿四頭筋低緊張，右足部内反が残存している点で不十分ではありますが，6起立伸展相における2つ目の介入の仮説（**図5-11**，介入方法2，p.99）であった，「起立伸展相のみを切り出して運動学習を進めるために，難易度を下げて立位における股関節・膝関節の屈伸動作を進め，その結果，股関節深部感覚と足底前内側触圧覚が感じやすくなり，そのあとであれば，難易度の高い起立動作でも反張膝の改善につながるのではないか」がある程度，検証されたことになります．

　まだ，さまざまな運動の問題が残存しています．しかし，時間がなくなったことで，初日はここで終了することにしました．初日最後に，ここまでの一連の運動学習を通じて，一番難易度の高い「歩行」において，よい影響が出ているかどうか検証することにしました．

9　歩行における評価と介入

1．評価の仮説検証作業

　すでに2歩行における評価と介入にて，歩行における評価の仮説検証作業（**図5-3**，運動；介入1前，p.87）は終えているので，ここでは割愛します．

2．介入の仮説検証作業

　ここまで歩行の運動学習を進めるために，難易度を下げながら進めてきました．その結果，4「座位バランス」（p.91）から8「起立伸展相」（p.103）の一連の流れを通して，「立位」における運動の変化と体性感覚の感じやすさが得られました．その結果，立位でも不十分ながら，足底内側の触圧覚が感じやすくなりました．最後に「難易度の低い座位バラ

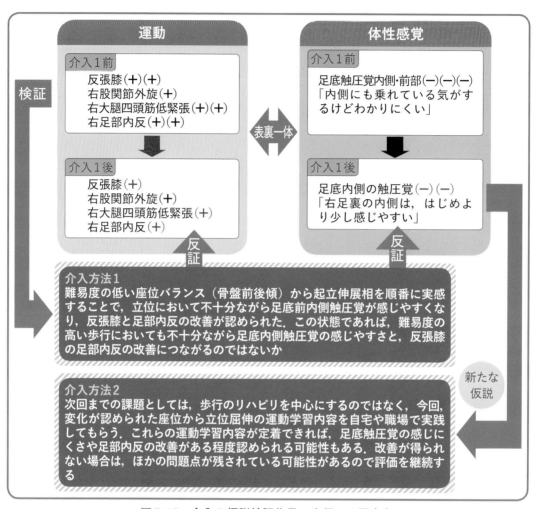

図5-15　介入の仮説検証作業─歩行への再介入

ンスから起立伸展相を順番に実施することで，立位において不十分ながら足底前内側触圧覚が感じやすくなり，反張膝と足部内反の改善が認められました．この状態であれば，難易度の高い『歩行』においても，不十分ながら足底前内側触圧覚の感じやすさと，反張膝と足部内反の改善につながるのではないか」という仮説を立てて検証していきます（図5-15，介入方法1）．

　まずは「座位バランス」から「起立伸展相」における介入の仮説検証作業で学習した内容を行い，ある程度安定した立位姿勢の状態とします．そのうえで，「健側での擬音語の活用」をもとに，2「歩行」における1つ目の介入の仮説（⇒図5-3，介入方法1，p.87）であった患側（右足）でも「足裏の内側をグーッと感じる」ように依頼し，観察しました．小林氏が患側で意識しはじめると，股関節外旋に変化は認めないものの，最初の歩行の介入後と比較して，右反張膝，右大腿四頭筋低緊張，右足部内反に不十分ながら改善を認め

ました（図5-15，運動；介入1後）．同時に「右足裏の内側は，はじめより少し感じやすい」という，不十分ながら足底触圧覚が感じやすくなったことを裏づける発言が得られました（図5-15，体性感覚；介入1後）．

　今回，一連の運動学習過程を通じて，不十分ながら歩行の改善を認めました．「座位バランス」から「立位」といった，難易度が低い動作から運動学習を進めることが重要でした。次回までの宿題としては，歩行のリハビリを中心にするのでなく，今回，変化が認められた座位から立位屈伸の運動学習内容を，自宅や職場で実施してもらうことにしました．これらの運動学習内容が定着できれば，足底触圧覚の感じにくさや足部内反の改善がある程度，認められる可能性もあります．しかしながら，改善が得られない場合は，ほかの問題点が残されている可能性があるので，引き続き評価していくことにしました（図5-15，介入方法2）．

1. 初日の運動学習内容をもとに目標設定を実施（表5-2）

　歩行のリハビリを中心にするのでなく，今回，変化が認められた座位から立位屈伸の運動学習内容を，自宅や職場で実施してもらうことにしました（表5-2の9～4）．集中することで初めて変化が認められたことから，注意が散漫になりやすい職場や生活の中で実施することは難易度が高くなり，変化が実感できなくなる危険性があるからです．

　今回の運動学習内容を実施し，変化を実感しながら定着させるためにも，まずは座位・起立ともに練習時間を確保して集中して実施し，変化を実感してもらうことを目標としました（表5-2の9～7）．練習時間の中で，慣れてきたら生活や職場でも実施するように進めていくといいでしょう（表5-2の6～3）．これらの運動学習内容が定着できれば，反張膝と足部内反の改善がある程度認められる可能性もあると考えます．しかしながら，特に足部内反の改善が得られない場合は，ほかの問題点が残されている可能性があるので，より難易度を下げて再評価していくことにしました．

　今回のような複雑な運動学習内容と目標設定について，正確に覚えることはとても難しいといえます．そこで，自宅で振り返って復習できるようにするために，一連の運動学習内容と目標設定について，10分程度にまとめた「復習用のリハビリ動画」を撮影し，小林氏にプレゼントしました．また，2回目の運動学習までの間，自宅でこの動画を見ながら自宅リハビリをする様子について，「リハビリ日記（第6章，p.125参照）」をもとにリハビリ日記をつけるように依頼しました．

2. 初日終了時の仮説

　今回，初日の運動学習内容がとても細かく，集中力が必要な内容となりました．そのため，自宅のリハビリで成果を出すためには，集中して実施することが必要だと考えました．運動学習のセッション1回目と2回目の間に丸5日間ありますが，小林氏は日中，理学療

表5-2　初日終了後の目標設定と自宅リハビリの提案

高

	目標設定
1	上肢支持なしで，反張膝，足部内反，引っかかりが少なく安定して楽に歩ける（ゆっくり→速い）
2	上肢支持ありで，反張膝，足部内反，引っかかりが少なく安定して楽に歩ける（ゆっくり→速い）
3	反張膝，足部内反がなく安定した立位で右足へ荷重して家事や仕事ができる
4	反張膝，足部内反がなく安定した立位保持が家事や仕事でできる
5	生活や仕事の中で反張膝，足部内反が少なく立ち上がりができる（自宅ダイニングの椅子，職場の椅子）
6	生活や仕事の中で「右のお尻と太ももをしっかり支えて」椅子に座ることができる
7	練習として足部内反は残るが，反張膝をある程度制御した立位屈伸ができる
8	練習として反張膝，足部内反が少なく立ち上がりができる（自宅ダイニングの椅子）
9	練習として「右のお尻と太ももをしっかり支えて」椅子に座ることができる

低

法士としてリハビリ業務があるので忙しいはずです．また，帰宅後も忙しいと聞いていました．そのため，前述のような目標設定や復習用のリハビリ動画などの細かな提案をしても，初回の運動学習内容はあまり正確に実践できない可能性が高いと考えました．

　その場合，2回目の運動学習の際に，初回の運動学習内容である座位や起立，立位の内容に関して，自宅での実践状況を聞くと「うまくいかない」「うまくいっているのか，うまくいっていないのかわからない」といった発言があるはずなので，注意して聞く予定です．初回の内容がうまくいっていれば，足底触圧覚の感じにくさや，反張膝・足部内反の改善がある程度認められる可能性もあります．その場合は，新しい内容に進みます．もし，うまくいっていないのであれば，初回の内容の復習から始めていくことになります．

10 | セッション2回目—リハビリ日記の分析に基づく仮説

1. リハビリ日記を分析する

　2回目以降の運動学習を効果的に進めるためには，まずは前回の運動学習状況を把握することで，今回の課題を明確にすることが重要となります．リハビリ日記の内容を確認することで，「前回の運動学習内容がどれだけ定着しているのか」，そして「今回は，どのような運動学習を進めるべきか」という仮説を立てることができます．

　リハビリ日記は，運動学習内容について，実施した結果だけではなく，実施している過程や，実施することで生まれる疑問点や不安を具体的に記載してもらうことが大切です．なぜならチェックポイントとして，「日記に書いてあること＝注意・記憶している」「日記に書いていないこと＝注意していない・記憶していない」と捉えることで，前回の運動学習内容に関して，自宅でどれだけ注意し，記憶しているかといった内的過程の評価ができるからです（「リハビリ日記（第6章，p.125）」参照）．

　今回，小林氏のリハビリ日記（**図5-16**）を確認すると，初回に提示した運動学習内容において，座位バランスは運動学習が進んでいるものの，立位や歩行においては課題が残っていることがわかります．例えば「娘の食事介助をしているときに，お父さん椅子の状態

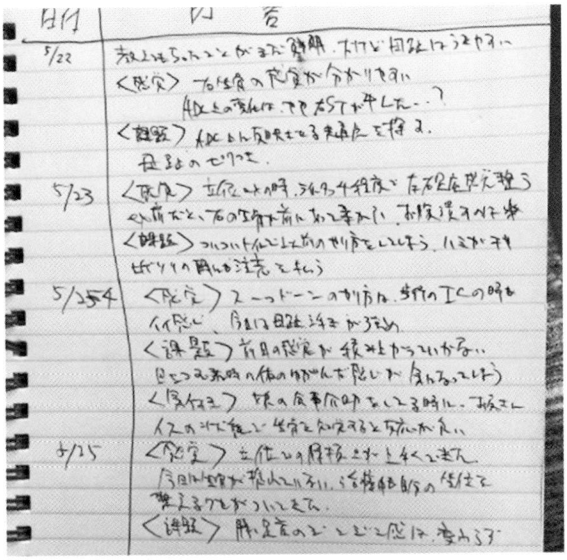

図5-16　小林氏のリハビリ日記

で坐骨を知覚すると反応がよい」「今回は坐骨がねじれていない．治療中も座位を整える癖がついてきた」と座位バランスの運動学習は進んでいることがうかがえます．それを裏づけるように，座位バランスにおいて，注意を向けるポイントであった胸腰椎深部感覚（お腹をつぶす）と，坐骨触圧覚（右坐骨の感覚）についての記載があります（図5-16）．

　一方，難易度の高い起立や立位では，課題が残っていることがわかります．「立位での保持がうまくできた」と立位の運動学習が進んでいる記載がある一方で，「（立位で）ついついトイレで以前のやり方をしてしまう」「（起立で）体のゆがんだ感じが気になってしまう」というように，運動学習の成果を実感できているときと，そうではないときがあるようです．つまり，起立や立位の運動学習がうまくいっていないということです．このような場合は，起立や立位において，初回の運動学習内容が正確に実施できていない可能性が高いといえます．

　そこで，起立や立位における運動学習を進めるうえで重要であった体性感覚について，リハビリ日記に記載されているか確認していきます．つまり，「初回の運動学習で指導した体性感覚の種類や意識する手順の中で，リハビリ日記に記載されていない項目がある場合は，その体性感覚へ注意することを忘れていたことで，運動学習がうまくいっていない」可能性があります．

　初回の起立や立位における運動学習の内容では，殿部から足底の触圧覚に加え，特に起立伸展相や立位では股関節深部感覚への注意が重要でした（図5-13，図5-14）．しかし，小林氏のリハビリ日記には，「スーッドーン」「母趾は薄い」「母趾浮きが強め」というように，殿部から足底の触圧覚に関する記載はあるものの，股関節深部感覚に関する記載は一切ないことがわかります．したがって，「運動学習の成果を実感できているときとそうではないときがある．起立や立位の運動学習がうまくいっていない原因は，股関節深部感覚に対する注意ができていないことにある」という仮説を立てることができます．

2．リハビリ日記の仮説を問診で続ける

筆　者「自宅でやってみた様子はどうでした？」
小林氏「ちゃんとやりましたよ！　お尻はだいぶしっかりしてきました！」
筆　者「自宅で動画見ながら一人でやってみて，うまくいかない点はありましたか？」
小林氏「忙しかったけど，なんとかしっかりやって座り方や立ち上がり方は慣れてきました！」
　　　「ただ，立った姿勢で屈伸するメニューはうまくいったり，いかなかったりします」
筆　者「屈伸がうまくいかないときの理由はわかります？」

小林氏「足の裏は気をつけているんですが，なんでうまくいかないのかはわからないですね…」

筆　者「座り方や立ち上がり方が上手になってきたことで，反張膝や足部内反に変化はありました？」

小林氏「座り方や立ち上がり方は慣れてきたけど，反張膝や足部内反は変わらないですね」

筆　者「それでは，まずは立った姿勢で屈伸するメニューがうまくいかない原因を探りましょう」「次に，さらに反張膝や足部内反を減らす方法を見つけていきましょう」

　リハビリ日記を通じて立てた「運動学習の成果を実感できているときとそうではないときがある．起立や立位の運動学習がうまくいっていない原因は，股関節深部感覚に対する注意ができていないことにある」という仮説について，問診を通じてさらに細かく把握していきます．今回の問診のポイントは「うまくいかない点はありましたか？」「屈伸がうまくいかないときの理由はわかります？」という2つにあります．

　まず「うまくいかない点はありましたか？」という質問は，「運動学習の成果を実感できているときとそうではないときがある」というリハビリ日記から立てた仮説について，小林氏の自覚があるかどうか，改めて確認する意図がありました．今回は，「立った姿勢で屈伸するメニューはうまくいったり，いかなかったりします」という回答がありました．リハビリ日記からは「起立や立位の運動学習がうまくいっていない」と仮説を立てていましたが，特に立位屈伸の運動学習がうまくいっていなかったようです．

　次にポイントになるのが，「屈伸がうまくいかないときの理由はわかります？」という質問です．ここでは，「立位屈伸における介入の仮説検証作業（**図5-13**，体性感覚；介入1後，p.102）」で得られた，「股関節深部感覚，そして足底の前内側触圧覚に注意を向けるために付け根がフニョッと動きながら，足裏が前後にジワッと移動する」という，立位屈伸を改善させるための注意の向け方を正しく実践できていたかどうか，確認する意図がありました．

　今回，「足の裏は気をつけているんですが，なんでうまくいかないのかはわからない」という回答がありました．股関節深部感覚に関する発言がないことから，「起立や立位（特に立位屈伸）の運動学習がうまくいっていない原因は，股関節深部感覚に対する注意ができていないことにある」という，リハビリ日記から立てた仮説が検証される可能性が高くなってきたことになります．

　また，「初日終了時の仮説」では「初回の内容がうまくいっていれば，足底触圧覚の感じにくさや，反張膝・足部内反の改善がある程度認められる可能性もある」と考えていました（p.106参照）．しかし，リハビリ日記や問診からは，足底触圧覚の感じにくさ，そして反張膝や足部内反の改善は認められていない様子がうかがえます．したがって，2回目

の方針としては，前回の運動学習内容の復習（特に立位屈伸）を進めながら，反張膝・足部内反の改善へ向けて，新たな視点で評価と介入を進めることにしました．

11 立位屈伸における評価と介入

1. 評価の仮説検証作業

リハビリ日記と問診を通じて「起立や立位（特に立位屈伸）の運動学習がうまくいっていない原因は，股関節深部感覚に対する注意ができていないことにある」と仮説を立てました．そのため，今回の立位屈伸動作における運動の観察としては，まずは初回の7立位屈伸での介入後（図5-13，運動；介入1後，p.102）と比較することが重要でした．その結果，介入後と比較して，「（＋）」で示すように骨盤右回旋，右大腿四頭筋低緊張，右股関節屈曲不十分，右反張膝が再び出現していたのです（図5-17）．

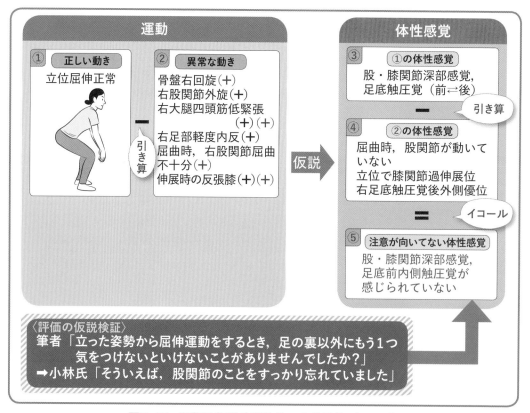

図5-17　評価の仮説検証作業―立位屈伸（2日目）

　リハビリ日記と問診を通じた仮説を立てていたこともあり，改めて「骨盤右回旋，右大腿四頭筋低緊張，右股関節屈曲不十分，右反張膝が認められている原因は，股関節深部感覚に対する注意ができていないことにある」という，仮説を明確に立てることができました．

　次に，評価の仮説を検証するための内的過程に関する質問として，「立った姿勢から屈伸運動をするとき，足の裏以外にもう1つ，気をつけないといけないことがありませんでしたか？」と聞いてみました．その結果，小林氏からは「そういえば，股関節のことをすっかり忘れていました」という回答が得られました．この一連のやりとりから先の評価の仮説が検証されたことになります．

2. 介入の仮説検証作業（図5-18）

　今回は，「前回介入後も認められていた股関節外旋，足部内反に加えて，骨盤右回旋，右大腿四頭筋低緊張，右股関節屈曲不十分，右反張膝が再出現している原因となっている，股関節深部感覚に対する注意を向け，感じられるようになるための方法」を探すことが，介入の仮説検証作業となります．

　まずは前回同様に「健側での擬音語の活用（第3章，p.40参照）」を進めました．1つ目の介入の仮説（⇒図5-18，介入方法1）としては，「前回介入後も認められていた股関節外旋，足部内反に加えて，骨盤右回旋，右大腿四頭筋低緊張，右股関節屈曲不十分，右反張膝が再出現している原因となっている股関節深部感覚，そして前回同様に足底の前内側の触圧覚に注意を向け，感じられるようになるための方法として，健側での擬音語の活用がよいのではないか」という内容となります．その結果，前回同様に患側の右側でも「付け根がフニョッと動きながら，足裏が前後にジワッと移動する」と感じるよう意識してもらいました．

　筆者は，小林氏が感じられるようになった場合に変化するはずの，再出現している骨盤右回旋，右大腿四頭筋低緊張，右股関節屈曲不十分，右反張膝と，前回介入後も残存していた股関節外旋，足部内反を観察しました．小林氏が患側である右側で意識しはじめると，股関節外旋と足部内反の変化は乏しかったものの，骨盤右回旋消失，右股関節屈曲出現，そして不十分ながら右大腿四頭筋低緊張と右反張膝の改善という，前回介入後と同程度の良い変化が認められました（図5-18，運動；介入1後）．同時に「いまは，付け根がフニョッと動くのがわかる」「足の裏の感じは変わらない．立ったときはまだ踵ばかりで親指が薄いです」と，足底触圧覚の感じにくさは残存するものの，股関節深部感覚が感じられるようになったことを裏づける発言が得られました（図5-18，体性感覚；介入1後）．

　股関節深部感覚への注意によって，前回介入後と同程度まで改善を認めたため，「前回

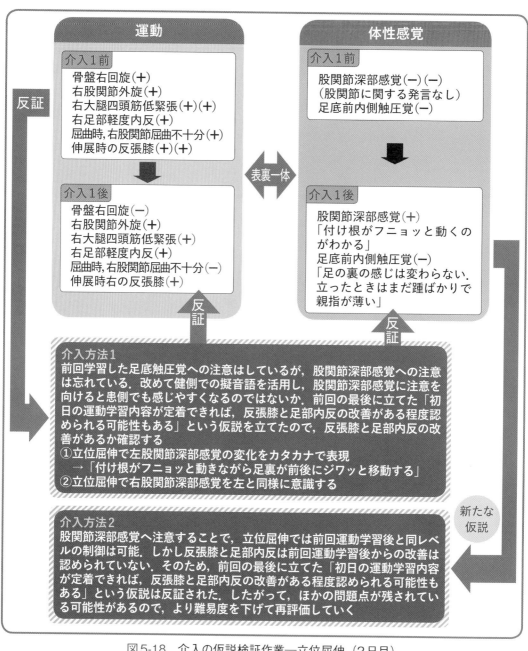

図5-18　介入の仮説検証作業—立位屈伸（2日目）

介入後も認められていた股関節外旋，足部内反に加えて，骨盤右回旋，右大腿四頭筋低緊張，股関節屈曲不十分，右反張膝が再出現している原因となっている股関節深部感覚，そして前回同様に足底前内側の触圧覚に注意を向け，感じられるようになるための方法として，健側での擬音語の活用がよいのではないか」という，1つ目の介入の仮説（**図5-18，介入方法1**）が検証されたということになります．

　今回，改めて股関節深部感覚へ注意することで，前回の介入後と同レベルの改善を認めました．しかし反張膝と足部内反は，前回介入後からの改善は認められていませんでした．そのため前回の最後に立てた「初日の運動学習内容が定着できれば，反張膝と足部内反の改善がある程度認められる可能性もある」という仮説は反証されたことになります．そのため，ほかの問題点が残されている可能性があると考え，「より難易度を下げた起立屈曲相から再評価していく．起立屈曲相で股関節外旋や足部内反が改善した後であれば，難易度の高い立位・歩行の改善につながるのではないか」という，2つ目の仮説（**図5-18**，介入方法2）を立てました．

12 起立屈曲相における評価と介入

1．評価の仮説検証作業（図5-19）

　再び起立屈曲相の評価を進めるうえで，初回の起立屈曲相における評価と介入（③起立屈曲相における評価と介入，p.88参照）では気がつかなかった新たな問題点や介入方法を，見つけることが必要となりました．そこで，改めて初回の一連の運動学習場面と今回の起立動作における運動の問題を確認しました．その結果，座位バランスから歩行に至るすべての動作において，「右股関節外旋」だけが改善が得られず，運動の問題として残存していることに気がつきました．そこで，小林氏へ「お辞儀をするとき股関節の開きとお尻から足の裏へ重みの変化を感じますか？」と聞いてみました．その結果，「そう言われると，付け根は少し開いているのがわかります」という回答が得られました．

　今回，「右股関節外旋」についての小林氏と対話が解決の大きな糸口になりました．「右股関節外旋の問題が残存している」ことについて，小林氏と会話する中で「かつて成果が出たスクワットのトレーニングメニューの中で，足先を少し内側に入れて（股関節・下腿内旋），足の裏の内側で踏ん張るようにしていた．いまもそのようにしています」と発言がありました．

　ここで，小林氏の「足先を少し内側に入れて（股関節内旋），足の裏の内側で踏ん張るようにしている」という発言と，実際の運動場面において足部内反，股関節外旋が認められ，足底外側優位で支持している点に乖離が生じていることがわかりました．小林氏は「足先を少し内側に入れて，足の裏の内側で踏ん張るようにしていた」と意識していたにもかかわらず，十分に足底内側に荷重できていないことに気がついていない様子だったのです．

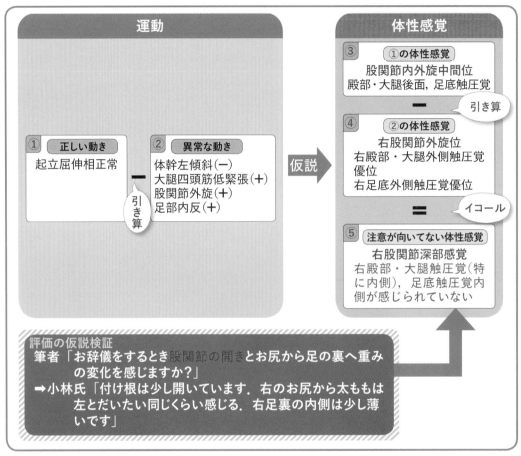

図5-19　評価の仮説検証作業―起立屈曲相（2日目）

　なぜこのような乖離が生まれるのか，とても不思議でした．そこで，「足先を少し内側に入れて（股関節内旋），足の裏の内側で踏ん張るようにしている」という運動学習内容が，仕事を含めた日常生活の中で実践できているか聞いてみました．すると，「理学療法士として働いていると，忙しいし，あれこれ考えながら歩くので，どうしても左右にフラフラしてしまうんです」という回答がありました．この回答から，仕事などでほかに注意を向けなければならない状況では，「足先を少し内側に入れて（股関節内旋），足の裏の内側で踏ん張るようにしている」という内容に，十分に注意を払うことができなくなってしまうことで，足底外側優位の「左右にフラフラする」という，外側への不安定さにつながっていると考えました．

　ここまでの対話をもとに，先述した乖離が生じている原因について，新たな仮説を立てました（図5-20）．それは「かつて，難易度の低いスクワットトレーニングでは足底内側へ荷重していた（図5-20-①「過去」）．しかし，"さまざまなことを考えながら，他者のリハビリをするリハビリ専門職"という，運動としては難易度の高い状態（図5-20-②「仕

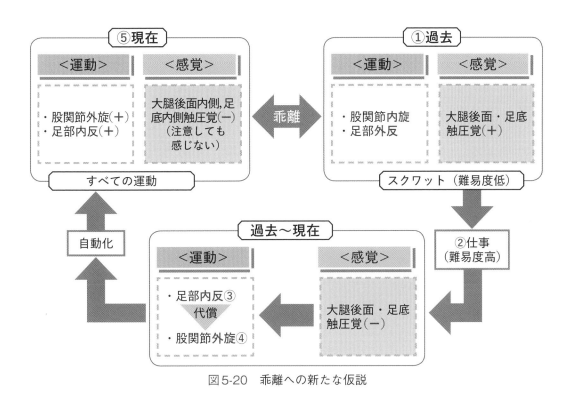

図5-20　乖離への新たな仮説

事」）が続いた．忙しい仕事を続けたことによって，大腿後面や足底内側の触圧覚へ注意が向きにくくなった結果として，立位・歩行場面における足部内反が生じた（図5-20-③「足部内反」）．そして，立位・歩行場面で足部内反に伴う外側への動揺に対して，代償運動として，外側への支持基底面を大きくして安定性を確保するために，股関節外旋で代償していた（図5-20-④「股関節外旋」）．この状態が，長い月日にわたって継続したことで，運動パターンが自動化，座位バランスから歩行に至るすべての運動場面において，さらに股関節外旋，足部内反が生じやすくなった．その結果として，注意を向けても，大腿後面と足底内側の触圧覚が感じにくい悪循環の状態になっている（図5-20-⑤「現在」）というものです．

2. 介入の仮説検証作業（図5-21）

　今回は，上記の悪循環の状態を克服するために，「屈曲相で右股関節外旋，右大腿四頭筋低緊張，右足部内反が認められている原因となっている，股関節深部感覚，殿部・大腿後面，そして足底の内側の触圧覚に注意を向け，感じられるようになるための方法」を探すことが，介入の仮説検証作業となります．

　股関節外旋位になっている自覚があるならば，股関節内外旋中間位となるよう注意しな

がら大腿・足底内側の触圧覚へ注意することで，大腿・足底内側の触圧覚が感じやすくなり，その結果として，右股関節外旋，右大腿四頭筋低緊張，右足部内反の改善につながるのではないかと考えました．それがうまくいけば，難易度の高い，起立伸展相，立位屈伸，歩行においても，良い影響が出る可能性があると仮説を立てました．

　起立屈曲相への介入の前に，初回の運動学習内容と同じようにまず座位バランスにおける介入の仮説検証作業で学習した内容をもとに，座位における正中位の安定性が向上した姿勢をとります（図5-8，運動・体性感覚；介入1後，p.93）．そのうえで，「健側を通じた擬音語の活用」を進めました．1つ目の介入の仮説としては，「屈曲相で右股関節外旋，右大腿四頭筋低緊張，右足部内反が認められる原因となっている，股関節深部感覚，殿部・大腿後面，そして足底の内側触圧覚に注意を向け，感じられるようになるための方法として，健側での擬音語の活用がよいのではないか」という内容となります（図5-21，介入方法1）．小林氏からは「付け根から膝までスーッとまっすぐ保ちながら，お辞儀を

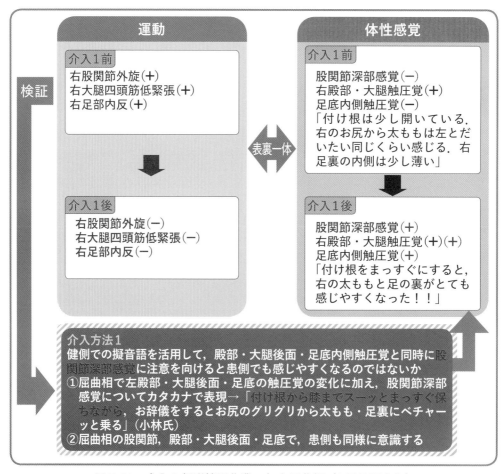

図5-21　介入の仮説検証作業―起立屈曲相（2日目再介入）

118

するとお尻のグリグリから太もも・足裏にベチャーッと乗る」と答えてくれました．そして，介入として患側である右足でも，同じように意識するよう依頼しました．

　その結果，小林氏が患側で意識しはじめると，いままで変化が乏しかった右股関節外旋，右大腿四頭筋低緊張，右足部内反が一気に改善したのです（図5-21，運動；介入1後）．同時に小林氏からも「付け根をまっすぐにすると，右の太ももと足の裏がとても感じやすくなりました」と，いままで感じにくかった足底触圧覚が，感じられるようになったことを裏づける発言が得られました（図5-21，体性感覚；介入1後）．

　その結果，「注意を向け，感じ，健側での擬音語の活用がよいのではないか」という，1つ目の介入の仮説が検証されたことになります．

13　その後の展開とまとめ

　起立屈曲相における介入の仮説検証作業において，「起立屈曲相が改善すれば，難易度の高い起立伸展相，立位屈伸，歩行においても良い影響が出る可能性がある」と仮説を立てていました．その後，今回の運動学習内容をもとに，起立屈曲相，起立伸展相，立位屈伸，歩行と段階的に難易度を上げていきました．すると，初回にはなかなか改善が得られなかった運動の問題の改善を認めました（表5-3）．

　2日目の運動学習を終えて，反張膝や足部内反といった運動の改善を認めました．しかし，新たな運動学習を始めたばかりの認知段階といえます．まだ無意識にできる自動化には達していません（第2章「身体の感覚に注意して運動学習を進める」，p.20参照）．そのため，仕事や生活の中で，ほかに注意を向けなければならない中で歩行するなどの難易度の高い状況になると，必要な体性感覚に注意を向けることができず，再び反張膝や足部内反が出現する可能性があります．このような場合，どのような指導をするかがとても重要となります．

表5-3　運動の改善

難易度		股関節外旋	大腿四頭筋低緊張	足部内反	反張膝
低	起立屈曲相	改善	改善	改善	
↓	起立伸展相				改善
	立位屈伸				
高	歩行				

今回2日目の運動学習内容から，「難易度の低い起立屈曲相から段階的に難易度を上げた後であれば，歩行での反張膝や足部内反の改善がみられる」という結果が得られていました．そのため，小林氏には「もし，仕事や生活の中で反張膝や足部内反が出てきた場合は，一度落ちついて，椅子からの立ち上がりからゆっくり復習すれば，歩行での反張膝や足部内反の改善が得られやすい」ことを指導しました．このように，自動化に至るまでの運動学習過程において，運動学習効果を持続させるために日常生活における注意点を指導することも，とても重要となります．

　ここまでの2回の運動学習を通じて，運動の問題に対してなかなか変化が得られていませんでした．しかし，起立屈曲相における小林氏との対話により，運動の改善が一気に生まれる転機となりました．このように実際の運動学習場面においては，すぐに変化が出ないことが多々あります．しかし，仮説が反証され，すぐに変化が出ないときこそ，諦めずに変化が出るまで新たな仮説検証作業を繰り返す姿勢が必要になります．試行錯誤を通じて，対象者の笑顔が生まれる新たな仮説検証作業ができたときこそ，運動学習提供者としてレベルアップした瞬間ともいえるでしょう．

第6章

運動学習の効果を持続させる
オンラインリハビリテーション
の実際

第6章 運動学習の効果を持続させるオンラインリハビリテーションの実際

● 本章のエッセンス ●

・オンラインリハビリについて理解を深めましょう.
・オンラインリハビリの要となる「リハビリ日記」の活用法について理解しましょう.

1 オンラインリハビリテーションの注意点

1. 明確な制度やガイドラインのない, オンラインリハビリテーション

　コロナ禍をきっかけに, 直接対面するのではなく, オンラインで対面するリモートワークが増えたという人も多いのではないでしょうか (**図6-1**). 医療の世界, 特にリハビリにおいても, オンラインによる診療や指導が早急に求められつつあることを感じています. 現在, 医師によるオンライン診療に関しては少しずつではありますが, 制度づくりやガイドラインの整備が進んでいる状況です. 特にコロナ禍において規制緩和がみられ, 徐々に前進しているといえます.

　ところが, オンラインリハビリに関してはどうでしょう. 現段階では, 明確な制度やガイドラインが存在しないため, 細心の注意を払いながら運用していく必要があります.

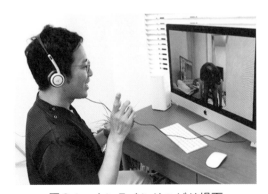

図6-1　オンラインリハビリ場面

2．対面とオンラインを併用して指導する

　厚生労働省が作成した「オンライン診療の適切な実施に関する指針」[1] によれば，「原則として初診は対面診療で行い，その後も同一の医師による対面診療を適切に組み合わせて行うことが求められる」とあり，可能な限り対面診療と併用することを推奨しています．

　オンライン診療のみでも認められている禁煙外来などもありますが，制度づくりやガイドラインがまだ整備されていないオンラインリハビリは，安全第一を考えて厳しく監査を入れながら運用するべきでしょう．

　オンライン診療におけるガイドラインの通り，特に療法士が身体障害を持つ人に対してオンラインで個別指導をする場合には，医師からの指示を得たうえで，対面によるリハビリと併用して実施することが望ましいのではないでしょうか．

2 オンラインリハビリテーションの実際

1．オンラインリハビリテーションの例

　新型コロナウイルス感染症の拡大の影響で，脳卒中対象者をはじめとした多くの方が，外出自粛に加えて，人と触れ合うリハビリを自粛しました．筆者のリハビリ施設でも，日頃は医師からの指示を得たうえで，来所による対面リハビリをしていた方が，感染に対する不安から来所できなくなりました．それからしばらくして，「最近，歩いていると緊張が強くて内反が出やすくなってきています」という相談がありました．

　実際にテレビ電話を用いて動作を確認したところ，歩行時だけではなく，椅子からの立ち上がりから問題が起こっていることがわかりました．そこで，難易度の低い椅子からの立ち上がりから運動学習を進めることで，歩行時の内反の改善を認めました．この方は，週1回の頻度で継続していき，徐々に対面リハビリが再開となりました．

2．オンラインリハビリテーションのメリットとデメリット

　実際にオンラインリハビリを実践してみたところ，メリットとデメリットがありました（表6-1）．最大のメリットは，コロナ禍でも感染のリスクなく自宅で非接触でリハビリが

表6-1　オンラインリハビリのメリットとデメリット

メリット	デメリット
感染のリスクがない	ネット回線など IT リテラシーが必要
対象者の来所の手間がかからない	バランスが悪い場合，転倒リスクあり
日常生活場面での評価・介入が可能	触診など細かな評価・介入が困難

できることにあります．対象者にとっても，来所や送迎の手間がかからないこともよい点といえます．また，病院や通所施設に勤務する療法士にとっては，「できるADLと，しているADLに差がある」ことは，課題に感じたことがある方が多いはずです．そのような場合，オンラインリハビリでは画面越しという制限はあるものの，対象者の日常生活場面における評価・介入が可能であることは，「できるADLと，しているADLの差を埋める」ヒントになるはずです．

　デメリットとしては，ネット回線の準備やタブレット操作などITリテラシーが必要なことがあります．スマートフォンやタブレットを使える方はよいのですが，使えない方は家族の協力などが必要になります．また，オンラインリハビリでは，近くに療法士がいないことで，対象者がバランスを崩した場合の転倒のリスクも出てきます．そのため，転倒リスクの少ないバランス能力を持った対象者を選定することや，転倒リスクの少ないメニューの選定などの工夫が必要です．そして，オンラインだと触診や徒手的介入ができないことや，画面越しの限られた範囲の視診しかできないといった制限があります．そのため，療法士にとっては，制限の中で評価・介入を進める技術が不可欠となります．

3. 今後の展望

　新型コロナウイルスの影響だけではなく，今後，超高齢社会がさらに進む中ではオンラインリハビリの可能性は大きいと感じています．今後，都市部へ人口が集中することで，都市部以外では人口が大きく減少することが予想されています．人口が大きく減少する地域においては，医療福祉サービスが減っていく可能性もあります．その中で，距離を超えてリハビリを届けられる可能性はとても大きいといえます．しかしながら，制度づくりやガイドラインがまだ整備されていない現状においては，関連各方面へ確認を行いながら，最大限慎重に進めていく必要があります．

3　運動学習の持続効果を検証する「リハビリ日記」

1．リハビリ日記は，運動学習の効果を持続させるためのツール

　リハビリ日記はオンラインに限った話ではなく，対面で行うリハビリにおいても同じように活用するものです．ただ対面よりも，オンラインリハビリでのリハビリ日記はさらに重要な存在になってきます．オンラインリハビリでは対面によるリハビリと異なり，私たち療法士が対象者に直接触れたり動かしたりすることができません．そのため，さまざまな制限が生まれ，どうしても療法士が対象者に対して，できることが減ってしまうのです．そこで，オンラインリハビリでは運動学習の効果をより持続させるため，そして運動学習を本当に実施したのかという，内容を検証するための工夫が求められます．

2．体性感覚への注意が向き，内的過程の評価も可能

　本書のテーマである「身体運動と体性感覚に基づく運動学習」の持続効果を検証するためには，リハビリ日記をつけることはとても有効です．その理由を説明していきましょう．脳卒中後の上肢麻痺に対するアプローチの1つに，「CI療法」というものがあります．このCI療法では，日常生活における患側上肢の使用頻度や，行動変容を目的としたTransfer Packageと呼ばれる戦略を重要視しています[2]．このTransfer Packageでは，日常生活場面における患側上肢の使用上の問題解決技法や，自主練習の指導を行ったうえで，麻痺手に関わる日記（図6-2）をつけることが求められています[3]．

　身体運動と体性感覚に基づく運動学習では，評価から介入に至る一連の流れの中で，「どの体性感覚に注意を向けるのか」といった注意の方向性や運動の難易度を工夫することが大切なポイントでした．対象者が「このように注意すれば，身体を楽に動かせる」「注意をしていれば，学んだことの効果を自宅でも持続できる」ということが，実感できるような運動メニューを具体的に見つけ出していきます．

　日常生活における体性感覚に対して，できるだけ注意を向ける機会が多ければ多いほど，運動学習の効果が持続することを期待できるでしょう．そこでお勧めなのが，リハビリに関する日記をつけることです．日常生活において対象者はより一層，自らの体性感覚に注意を向けることになります．その結果，運動学習の効果が持続することにつながるうえ，療法士がその日記を確認することで，普通であれば知り得ない対象者の日常生活を知るこ

日付： 年 月 日 氏名

練習の効果を高めるためには，実生活で積極的に麻痺手を使用していきながら，麻痺手の使い方を学ぶ必要があります．以下にあげた活動・自主練習を反復的に実施し，麻痺手に対する記録を毎日つけていきましょう

日常生活で実際に挑戦する活動	11日	12日	13日	14日	15日	16日	17日
例）右手でドアノブをあける	2	2	3	3	3	4	4
① 両手で水をすくう	2	2	2	3	3	3	3
② 麻痺手でコップを持つ	3	3	3	3	3	3	3
③ 麻痺手で汁物を持つ	1	1	2	1	2	2	2
④ 爪切りで紙を切る	3		3			3	3
⑤ 古新聞を紐で束ねる	3			4		4	
⑥ 麻痺手で洗髪	2	2	3	3	3	3	3
⑦ 卵焼きのなべを持つ	2		3		4		4
⑧ 麻痺手で窓ふき	3	3	3	4	3	3	4
⑨ シャワーヘッドを麻痺手で持つ	2	3	3	3	3	3	3
⑩ 買い物袋を麻痺手で持つ	3		4		5		5

自主練習メニュー

① ボール転がし（親指→小指方向に）

② 新聞紙を丸める 伸ばす（左手のみで）

③ トランプを親指で押しだす めくる

④ ラップの芯・スティックのりを回す

⑤ 小指・薬指にボールをはさんで紙めくり

⑥ お手玉を脇をしめて後ろに投げる

> コメント
> 重だるい感じが減ってきた．でも指先は疲れてくる．買い物袋は簡単に持てた．卵焼きを作ることができた．窓ふきはだんだん指が曲がってくる．ボールを回すのは大きくなると大変．

> 0. 麻痺手を全く使用していない
> 1. 麻痺手を動かすが，動作の助けになっていない（極めて不十分）
> 2. 麻痺手を多少使用しているが，動作が緩慢か困難（不十分）
> 3. 麻痺手を使用しているが，動きがやや緩慢かつ不十分（やや正常）
> 4. 麻痺手の動きはほぼ正常だが，スピードと正確さに劣る（ほぼ正常）
> 5. 発症前と同様，正常に使用できる

図6-2 麻痺手の使用日記と自主練習の一例（文献3より）

とができるのです．

　結果的に，対象者がどのようなことを考え，何に失敗していて，何に困っているのか，といった内的過程，つまり心の内側の評価を同時に行うことができます．以上の理由から，リハビリ日記はとても有効であるといえます．

4　リハビリ日記の使い方

1. CI療法の日記とリハビリ日記との違い

　「身体運動と体性感覚に基づく運動学習」におけるリハビリ日記は，CI療法のリハビリ日記を参考にしつつ，一部を改変して運用しています．CI療法の日記（**図6-2**）はどのような生活場面で，どれくらい麻痺のある側の手を使ったのかを数字でチェックしていきます．具体的には，「少し使えた」「たくさん使えた」「ほぼ，良好な動きで使えた」といった，「結果」にフォーカスした内容を書き込みます．

　一方で，私たちが提唱するリハビリ日記の特徴は，設定した目標に基づいて，日常生活で実践している運動学習内容について，実施した結果だけではなく，実施している過程や実施することで生まれる疑問点や不安を具体的に記載してもらうことにあります．

2. リハビリ日記の記入方法

　第3章-⑤「自律へ向けた運動学習」（p.47）でお伝えしたように，身体運動と体性感覚に基づく運動学習では，次のように一連の運動学習過程を，対象者自身が一人でできるように指導していきます．

⑴初期評価：初期評価を自分でできる

　　↓

⑵介入：対象者自身で自分に介入できる

　　↓

⑶最終評価：対象者自身が自分の身体を最終評価し，初期評価と最終評価の違いを自分で分析して変化を実感できる

　また，運動学習の内容に即した生活場面における目標設定を行います．日付を記入し，生活場面で実践した一連の運動学習内容の結果と過程を，細かく記載してもらいましょう．実際の例を提示します．

　図6-3，**図6-4**の通り，ある程度自由記載の形で，「実践してみて，どうだったのか」ということを細かく記載してもらいます．その際，運動学習を実践した前後で，身体の変化と成果を実感できたのかどうかが，大切なポイントになります．さらに，運動学習内容を実行した過程での「わからないこと」や「気づいたこと」を記載してもらうことも，欠か

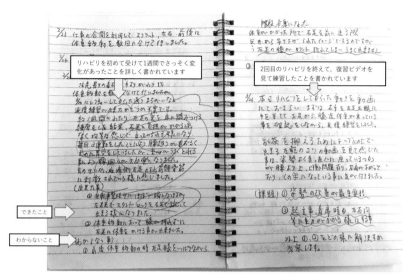

図6-3　リハビリ日記の例（1）

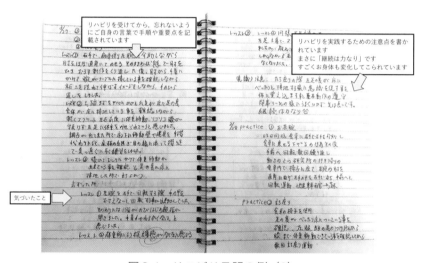

図6-4　リハビリ日記の例（2）

せません．例えば「言われたとおりにやってみたけれど，よくわからない」「やってみたら違和感がある」といった，いいことも悪いことも含めた「気づき」をすべて書く，という気持ちで取り組んでもらいましょう．

3. リハビリ日記は，無意識で行っている運動を意識するための有効な手段

　このように，運動学習内容の過程をリハビリ日記にアウトプットすることを通じて，対象者自身は「日常生活でどう注意を向ければ，もっと楽にできるのか」「どんな注意の向

け方をすると，うまくいかないのか」をより自覚し，学ぶことができます．

　私たちは普段，何も考えずに日常生活を送っているものです．日常生活の中で自分の身体に気をつけることは，麻痺のない私たちでも難しいこともありますね．ましてやそれを治そうとなると，とても苦労を要するのです．だからこそ，あえて日記を書くという手間をかけることで，日頃，無意識に行っていることを意識化する良い機会になるのではないでしょうか．また療法士にとっては，対象者が日常生活の中で運動学習を進める際の内的過程の評価ができるので，次回の運動学習に生かせます．

　このように，リハビリ日記は，通常の日常生活では意識しにくい運動学習内容の過程を意識して学習するうえで，とても有効な方法であるといえます．

5 運動学習内容の検証と再指導

1. オンラインリハビリテーションの手順

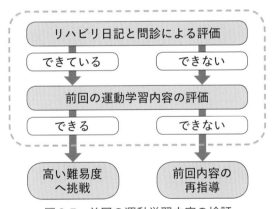

図6-5　前回の運動学習内容の検証

　そもそも運動学習というものは1回で終わるものではなく，何回にもわたって指導する場合が多いものです．またオンラインリハビリは，対面のリハビリと併用していくことを提案しています．そういった背景のもと，1回目に対面でリハビリを行い，2回目以降のオンラインリハビリでは，前回のリハビリから今回に至るまでのリハビリ日記の分析をしていきます（**図6-5**）．

　そして，その分析に基づいた今回の初期評価，つまり今回，最初にどのような動きをするのかを通じて，前回の運動学習内容を検証します．そのうえで，今回は何をするのか，

どのような再指導をするのか，何を新たに教えていくのかを決定していきましょう．

2. リハビリ日記を用いた介入方法

オンラインリハビリは，パソコンなどの画面を通しての対面リハビリとなります．実際に対面でリハビリを行う場合には，まずは話をして，その後すぐに「動いてみましょう」という流れになることはよくありますが，オンライン時にはいきなり動いてもらうようなことはしません．はじめに前回のリハビリ日記を見せてもらいます．

例えば，前回のリハビリの際に「A」という運動学習のテーマを与えたとします．そのテーマについて，「トイレでやってみましょう」「リビングでやってください」などと具体的な場所まで決めた『Aプラン』を作成します．日常生活の中で，Aプランを実施した様子を毎日日記につけているはずですので，その日記を確認するところから始めましょう．

療法士がリハビリ日記を確認するポイントは，前回の運動学習の内容が生活場面で実行できていたのかどうかについてです．「運動学習の前後で成果が実感できているかどうか」「療法士が教えたはずの『Aプラン』と，実際に取り組んだ注意の方向性も含めた手順が，そもそも合っているのか」といったことを細かく確認していきます．

「ここに注意してくださいね」と言ったはずなのに，対象者が注意を向けた内容がずれていたということは多々あります．このように，教えた内容をきちんと実行できているのかを文字で確認したり，曖昧な部分があれば質問をしたりしながら問診しましょう．その際，本当は療法士が答えをわかっていたとしても，あえて質問して，対象者に答えてもらうことも重要なことです．

3. 成果が実感できない主な4つの原因

現実として，運動学習がうまくいかないことのほうが多いものです．「うまくいっています」という対象者もいますが，「なんとなくできているような気はするけれど，100点ではない」「全然うまくいかなかった」という人もいます．

このように日記や問診の中で成果を実感できない場合は，日記の内容を分析したり，プランと日記の内容をすり合わせたりして，初期評価から最終評価に至る一連の流れの中の，どこに問題があるのかを特定することが必要となります．では，成果が実感できない原因として挙げられる例には，どのようなものがあるでしょうか．

（1）初期評価をしていない
私たち療法士は，対象者へ「練習する前に，初期評価をしてください」と指導していま

す．これは練習する前の状態を確認し，運動学習をして，そのあとの最終評価時に最初と最後の身体の状態をチェックするためです．「初期評価をすると，最初よりも最後のほうが身体は楽になることを実感できるはずです」と伝えているのですが，慣れていないために，この最初のプロセスを飛ばしてしまうことが多いのが現状です．

　最初のプロセスを飛ばすと，なんとなく良くなったような気はするのですが，最初の状態がわからないために，本当に良くなったという実感を得ることはできません．これはとてももったいないことですね．

（2）動作が速い

　私たちが対象者に指導するときには「注意しながら行いましょう」と声をかけて，ゆっくりとした動作で取り組んでもらっています．ところが，対象者と話をしてみると，「生活場面ではついつい急いでしまう」という声をよく聞きます．いくら意識しようとしても，急いでしまうと，うまく意識を向けられないものです．こういった理由で成果が実感できないことも，とても多くみられます．

（3）注意の方向性を間違えている

　提示した学習プランの中で，「身体のここを意識してください」と細かく具体的に伝えているにもかかわらず，対象者は違う部分に意識を向けてしまうことがあります．そうなると，たとえ初期評価や最終評価をしっかり行っていたとしても，うまくいかないという状況に陥ってしまいます．

（4）テレビを観ながら実践していて注意が散漫になっている

　いわゆる「ながら」で行う人も多いのですが，この運動学習は身体に意識を向けて，集中して練習をする必要があります．テレビを観ながら，もしくはラジオを聴きながら行うと，どうしてもそちらに気持ちが向いてしまうものです．対象者から，「教えられた通りにやってはいるけれど，うまくいかないんです」と言われたときは，どのような環境で取り組んでいるのか尋ねてみてください．そうすると，実はラジオをつけていたり，人と会話をしながら行っていたりすることはよくあるのです．このような環境では，せっかく手続きを守っていてもうまくいきません．

　このほかにも，成果を実感できない原因は一人ひとりまったく異なります．ですから，ここで挙げた4つの例を参考にしながら決めつけずに，対象者との対話を通じて分析してください．そして，周りの環境を把握したり，うまくいかないポイントなどを探していきましょう．

　このようなやりとりを通じて，日記を見た段階で前回指導した内容がうまくいっているのであれば，次は難易度を上げた運動学習をするための評価や，動きへの仮説を立てます．実際には100点満点であることのほうが少なく，前回の内容がすべて，もしくは一部でき

ていないことのほうが多いのが現実です．少しでもうまくいっていない部分がある状態で次へ進んでしまうと，どこかで歯車が崩れてしまいます．そのような場合は，日記を確認して，話を聞きながら，前回教えた内容のどこがうまくいっていないのか，仮説を立てていきましょう．

4. 対象者の評価と療法士の評価に乖離がある場合

　リハビリ日記を用いた問診を通じて，前回の運動学習内容に関する仮説を立てたあとは，実際に対象者に実践してもらいます．

　まず，今日の最初の動き，初期評価を行います．この初期評価でのポイントは，あえて「前回の内容はこうでしたよね」「ここに気をつけるんでしたよね」といった，療法士からの指示やヒントがない状態で，前回教えた内容を行ってもらうことです．その理由は，対象者の日記にはいかにも「できている」という雰囲気で書かれていても，実際に何も指示がなくても，本当にできているのかどうかをチェックするためです．実は多くの場合，そこで誤差が生じてきます．

　日記や対話から，前回話した内容が実際にできていて，もしかすると次のステップへ進めるのではないかという仮説が合っているならば，初期評価において対象者一人でも，正しい手順や内容で前回の運動学習を実行できるはずです．もし，その通りに100点満点でできたとすれば，より難易度の高い運動学習内容に関する評価へ進み，新たな仮説を立てましょう．

　一方，実際に対象者に行ってもらうと，先ほど成果が実感できない原因として挙げた4つの例のように，初期評価をしていない，動きが速すぎるなどといった理由で，できていない場合がとても多いことがわかります．これはつまり，「前回の内容はできているので，次の難易度の運動学習を進める」という仮説が，反証されたことになります．

　そのような場合は，リハビリ日記の内容と実際の動きとをすり合わせていくことで，「問診では，対象者本人はできていると判断していたが，実際にはできていなかったのはなぜか」「問題はどこにあるのか」という，さらに新しい仮説を立てていきます．対象者本人の意識の中ではできていても，どこかに注意が向いていないのですね．

　本来は，例えば1〜10の，それぞれに対して注意を向けるべきところ，1・5・10と部分的にしか注意が向いていなくても，対象者本人は「できている」と思ってしまうのです．どこが抜けているのか，さらに新しい仮説を立てて検証してみましょう．

5.「うまくできなかった」対象者へのアプローチ

　ここまでは，リハビリ日記の内容が「順調だった」と書いてある人に対しての進め方でした．次にリハビリ日記を用いた問診で，前回教えた内容が「できていない」と日記に書いてある場合にどうすればいいか，解説していきます．この場合も「うまくいっている」と書いてある人と同様に，うまくいっていない様子を観察しましょう．そのときも，あえて療法士からは指示を出さずに対象者一人で実践してもらいます．

　このように，初期評価の観察を通じて「前回の運動学習内容のどこに問題があったのか」を，細かく検証していくことが求められます．具体的には，リハビリ日記に書いてある内容とまったく同じかたちでうまくいかない場合もありますし，まったく違うかたちでうまくいかない場合もあります．これは，実際に取り組んでもらわなければわかりません．さまざまなパターンがあるからです．

　検証する際にはまずそれぞれにおいて，リハビリ日記の内容と実際に動いてもらった初期評価をすり合わせてみてください．そして「前回の運動学習内容がよりできるようになるためには，どの問題を解決すればいいのか」という，新たな仮説を立ててリハビリを進めていくことがとても重要となります．

　このように，リハビリ日記を用いた問診を最初に行ったうえで，その日のリハビリを進め，仮説検証作業を繰り返していきます．毎回この繰り返しをしていくことで，オンラインでのリハビリにおいても，効果的に運動学習を進めていくことができるのです．運動学習の効果を持続させるには，オンラインリハビリを活用することがとても有効です．ぜひ実践を重ねてみてください．

〔文献〕
1）厚生労働省：オンライン診療の適切な実施に対する指針，2018（https://www.mhlw.go.jp/content/10803000/000657027.pdf）
2）Morris DM, et al：Constraint-induced movement therapy：characterizing the intervention protocol. *Eura Medicophys* 42：257-268, 2006
3）小渕浩平，他：慢性期脳卒中後の上肢運動障害に対するTransfer packageを中心とした週1回20分の外来作業療法の取り組み．作業療法　38：497-504, 2019

編者紹介

生野達也（いくの・たつや）

リモット株式会社 代表取締役，理学療法士
1979 年　東京生まれ
2002 年　吉備国際大学保健科学部理学療法学科卒業．同年，理学療法
　　　　士取得．高知県や大阪府の病院に勤務しながら，県立広島大
　　　　学大学院総合学術研究科を修了．
2013 年　脳卒中専門保険外リハビリサービス 動きのコツ研究所リハビ
　　　　リセンターを創設．「意識するだけで，頑張らなくてもラクに
　　　　動ける」独自のメソッド「動きのコツ®」を提唱．
2017 年　リハビリの専門セラピスト養成や、脳卒中当事者会普及を目
　　　　的に一般社団法人動きのコツ協会を設立．
2021 年　リモット株式会社設立，代表取締役に就任．

著書に「動きのコツを教えます─自宅でできる脳卒中当事者のリハビリ・
ガイド」（協同医書出版社，2021）がある．

編集協力：星野友絵・遠藤庸子（silas consulting）

実践 運動学習の REBUILDING
─身体の動きと体性感覚に基づく運動学習

発　行　2022 年 5 月 25 日　第 1 版第 1 刷ⓒ
著　者　生野達也
発行者　青山　智
発行所　株式会社 三輪書店
　　　　〒113-0033　東京都文京区本郷 6-17-9　本郷綱ビル
　　　　TEL 03-3816-7796　FAX 03-3816-7756
　　　　http://www.miwapubl.com
印刷所　株式会社 新協

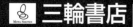 三輪書店

〒113-0033 東京都文京区本郷6-17-9 本郷綱ビル
編集☎03-3816-7796 ℻03-3816-7756　販売☎03-6801-8357 ℻03-6801-8352
ホームページ：https://www.miwapubl.com

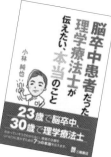

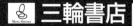